Prof. Dr. med. Jürgen Lamprecht blickt auf ein sehr bewegtes Berufsleben als Hals-, Nasen- und Ohrenarzt zurück mit Stationen in Hamburg (Studium), Düsseldorf (Weiterbildung, Oberarzt, Professur, kommissarische Leitung der Uniklinik, HNO), Aachen (Leitender Oberarzt) und 16 Jahre als Chefarzt am Alfried Krupp Krankenhaus in Essen. Er widmet sich jetzt in eigener Praxis in Bochum seinen Patienten und findet daneben auch Zeit für Familie, Sport, Photographie und Lyrik.

Schon seine sehr lebendigen Vorlesungen deuteten ein erzählerisches Talent an. Hier legt Jürgen Lamprecht nun ein Buch vor, das zwischen Belletristik und Sachbuch schwingt: Er erzählt Geschichten, direkt aus dem Leben seiner Patienten und seinen Erfahrungen als Arzt. Lehrreiche Geschichten. Geschichten mit einer außerordentlich positiven Botschaft: Die Kernaufgabe des Arztes und damit der Erfolg liegt in der konsequent individuell angepassten Therapie.

www.michael-jensen.info – www.juergen-lamprecht.de

ISBN: 978-3-943322-23-1

Umschlaggestaltung Juliane Richter, Grafik: Joyce Siebert
Portraitfoto: Heike Kölbl, Headshot

www.hummelshain.eu

Prof. Dr. med. Jürgen Lamprecht

Schnarchen in jeder Beziehung

Literarische Geschichten
Individuelle Lösungen zum Aufatmen

Hummelshain Verlag

Zu diesem Buch

In jedem Kapitel tritt der Arzt Michael Jensen auf. Wenn er auf Sie beim Lesen nicht nur wie ein sorgfältiger Arzt, sondern fast schon wie Robin Hood, wie ein Held wirkt, dann nehmen Sie ihm das bitte nicht übel. Er soll ja immer die richtige Entscheidung treffen. Michael Jensen begleitet uns durch alle Geschichten, findet treffsicher die richtige Lösung, und schließlich kommentiert er jedes Kapitel im Resümee kurz und knapp.

Wenn wir mit jeder Geschichte, aus jedem Schicksal etwas lernen, auch über die verschiedenen Ursachen des Schnarchens und die möglichen Folgen etwaiger Atemaussetzer, über typische oder ungewöhnliche Gefühle und Handlungsweisen der betroffenen Personen, wenn wir lernen, welche Chancen eine wirklich individuell gestaltete Therapie bietet, dann hat sich die Lektüre am Ende doch gelohnt.

Und dann können wir Michael Jensen auch seine vermeintliche Unfehlbarkeit verzeihen. Medizin ist mehr als Handwerk, mehr als Wissenschaft, mehr als Standard, auch mehr als Geschäft: Medizin ist ein enorm großer Auftrag primär im Interesse der jeweils einzelnen Hilfe suchenden Menschen.

Liebe fängt mit Bewunderung an.

Beim Thema „Schnarchen" die Liebe zu vergessen wäre eine Unterlassung. Es geht um die Schnarcher ebenso wie um die Leidenden neben den Schnarchenden. In diesem Buch kommt die Liebe deshalb hier und da auch zu Wort.

Liebe hat viele Farben. Liebe ist wichtig, sie nimmt sich aber nicht wichtig. Liebe nimmt weniger, sie gibt, sie will geben. Und wahre Liebe fühlt sich immer gut an, auch in schwierigen Zeiten. Liebe sucht das Zusammensein, am Tag und auch in der Nacht. Was wäre also das Leben ohne die Liebe?

Liebe kann belastet werden. Das hat manchmal etwas mit Zeit, mit Entfernung, mit Gewohnheit, mit Alter oder mit Störfaktoren zu tun. Dann hält die Liebe dagegen.

Das Schnarchen ist ein Störfaktor.

Manchmal wird die Liebe auch traurig. Manchmal muss sie sich verstecken, wie hinter einem Umhang aus dunkler Seide. Sie wartet auf ihre Zeit, auf die Möglichkeit, sich wieder zu befreien. Liebe hat viele Facetten.

Dieses Buch handelt auch von der Liebe.

Entscheidend für einen erholsamen Schlaf ist der ungestörte Wechsel aus Einatmen und Ausatmen (Inspiration und Exspiration). Schnarchen entwickelt sich langsam, Schnarchen schleicht sich an.

Schnarchen ist so häufig, dass man fast auf die Idee kommen könnte, es für normal zu halten. Typische Beispiele für Schnarcher sind Kinder (riesige Mandeln), Jugendliche (Heuschnupfen), junge Frauen (Schlaftabletten), junge Männer (Alkohol), Schlanke (nach Schlafentzug), Übergewichtige (auch ohne Schlafentzug), ältere Frauen und oft noch nicht so alte Männer.

Der Raum im Rachen ist endlich. Wird der Atemweg von vorne, von hinten oder von den Seiten eingeengt, beginnt das Schnarchen. Das Gleiche kann passieren, wenn sich die Strukturen innerhalb des Rachens vergrößern und mehr Raum beanspruchen. Schließlich spielt die Spannung der Gewebe und der Muskulatur eine große Rolle: Je schlaffer sie werden – Alkohol, Schlaftabletten, starke Müdigkeit – desto leichter fallen sie zusammen. Wer sich beruflich mit dem Schnarchen beschäftigt, weiß, dass alle Betroffenen verschieden schnarchen. Die Verhältnisse innen in Nase, Rachen und Kehlkopf sind so verschieden wie die Gesichter der Menschen außen. Es gibt daher nur individuelles Schnarchen, kein „Standard-Schnarchen".

Das Bett gilt eigentlich als Ort des Vergnügens und der Erholung. Schnarchen aber ist unüberhörbar. Damit ist Schnarchen lästig. Nicht nur für jemanden im Nachbarzimmer des Hotels, nein, erst recht für Menschen im gleichen Raum, im gleichen Schlafzimmer, im gleichen Bett.

Eine solche Geräuschkulisse kann erholsamen Schlaf verhindern. Schnarchen kann eine Beziehung belasten.

Jedes Paar, jede Familie haben ihre eigenen Geschichten zum Thema Schnarchen.

Dieses Buch handelt auch vom Schnarchen.

Wenn beim Schnarchen der Atemweg noch enger wird und nicht mehr vibriert, sondern komplett zusammenfällt, wenn er kollabiert, wird es still. Das Einatmen (die Inspiration) klemmt, wird unmöglich. Ein solcher Atemaussetzer heißt Apnoe; die Krankheit heißt obstruktives Schlafapnoesyndrom. Schnarchen kommt früher, Atemaussetzer folgen später. Eine Apnoe kann länger als eine Minute dauern.

Dabei sinkt der Sauerstoffgehalt im Blut mit der Zeit auch bedrohlich. Dann steuert das schlafende Gehirn dagegen: Der Mensch wird – fast – wach. Er atmet wieder. Und schläft wieder tiefer. Fällt in die nächste Apnoe.

Geräuschvolles Schnarchen kann gefährlich für eine Beziehung werden; Atemaussetzer bergen das Risiko für die Entstehung von handfesten Krankheiten. So kann es im Verlauf-– erst recht bei zusätzlichen Begleitfaktoren-– oft zu erhöhtem Blutdruck, zu Herzrhythmusstörungen, aber auch zu Herzinfarkt, Schlaganfall und Impotenz kommen.

Je ausgeprägter das obstruktive Schlafapnoesyndrom ist und je länger es besteht, desto sicherer kommt es zur Tagesmüdigkeit. Die Betroffenen wissen manchmal nichts von ihrem Schnarchen mit Atemaussetzern; sie wundern sich aber über ihre Müdigkeit beim Lesen, beim Fernsehen, im Beruf oder gar beim Autofahren: Sekundenschlaf.

Wer helfen will, muss für Inspiration sorgen.

Dieses Buch handelt auch vom Risiko.

Chancen

Die gute Nachricht: Es gibt Lösungen. Es gibt Hilfe gegen das Schnarchen–– und auch gegen das Schnarchen mit Atemaussetzern. Die überraschende Nachricht: Die Beziehung zum Bettpartner und auch die Beziehung zwischen Arzt/Ärztin und Patient/Patientin sind entscheidend für das Einleiten und schließlich das Gelingen dieser Hilfe.

Niemand muss schnarchen. Jeder kann vorsorgen, und es gibt eine Vielzahl von Behandlungsmethoden wie die Maskenbeatmung im Schlaf, verschiedene Operationen, eine Zahnschiene, einen Schlafrucksack zum Verhindern der Rückenlage und allerlei „Mittelchen", die ihre Wirkung wohl noch beweisen müssten. Der beherzte „Knuff" der Ehefrau gegen den schnarchenden Gatten wirkt zwar auch, aber gewiss nicht auf Dauer.

So verschieden die Ursachen des Schnarchens, so individuell sollte die Therapie sein.

Eines schon vorweg: Kompetenz und Charakter auf ärztlicher Seite sind für ein gutes Ergebnis unverzichtbar. Immer das übliche Vorgehen leistet dabei weniger als das sichere Spiel auf der Klaviatur der heutigen therapeutischen Möglichkeiten: Die individualisierte Behandlung ist einer Standardtherapie klar überlegen.

Dieses Buch handelt auch von Chancen.

1. Kapitel | Wie im Märchen (Manuel)

Lisa ist eine wunderbare Frau. Womit habe ich das verdient? Wir liegen beieinander, zufrieden, erschöpft. Lisa schaut mich von oben an. Sie bewegt sich weiter, jetzt eher wie eine Welle am Ufer. Wie kann ich dabei einschlafen? Woher nimmt diese junge Frau die Ausdauer? Sie beugt sich nach vorn und schmiegt sich mit ihrem wundervollen Körper eng an mich. Sie hat etwas Besonderes, das mich schon seit unserer ersten Begegnung anzieht. Inzwischen weiß ich's: Sie ist unbeschwert. Das ist es. Sie ist schön. Sie ist jung. Und in jeder Hinsicht ist sie unbeschwert. Auch äußerlich: Sie wiegt mit ihren 52 Kilogramm nur die Hälfte von mir. Wir hatten uns darüber genauso unbefangen ausgetauscht wie über das Alter, sie 22, ich 44. „Alles doppelt." Wir lachten beide herzlich; und sie lachte sich da tief in mein Herz. Dann hatte sie mich geradeaus mit ihren dunklen Augen angeblickt. Von dem Moment an wusste ich, dass wir Verbündete sind.

Jetzt sind wir immer noch verbunden. Ich schließe die Augen und konzentriere mich aufs Genießen. Ich erinnere mich an den wunderbaren Rotwein, den ich heute mitgebracht hatte. Er wirkt. So langsam.

Ein Traum. Diese Frau ist ein Traum. Sie lässt sich gerne verwöhnen, und sie verwöhnt auch mich.

Langsam wird es dunkel.

Ich fühle ihren leichten Körper auf mir. Die Wellen lassen nicht nach. Sie wird leichter und leichter. Auch ihre Küsse werden zarter. Wir scheinen zu schweben, immer weiter im Rhythmus der Wellen. Ich kann das Meer sehen und hören. Ruhige langsame Wellen. Sie summt mir im Schweben etwas ins Ohr. Ich verstehe sie nicht, weiß aber, dass sie mich liebt. In der Ferne höre ich weiter das ruhige Summen. Es kommt näher, wird zu einem tiefen Brummen. Das werden die Wellen sein. Sympathische Wellen.

Das Brummen wird rauher und deutlicher, immer noch im Takt der ruhigen Wellen. Langsame, sehr langsame Wellen. Das muss das Paradies sein.

Friedlich. Liebe. Lisa. Schwerelosigkeit.

Dann Ruhe. Stille. Atemlose Stille. Und schon wieder die sonoren Wellen. Immer wieder Wellen. Und ab und zu die Stille. Zu lange bleibt es still. Ich will ein Gewicht von mir nehmen. Ich will laufen, ich kann mich nicht bewegen. Das ist nicht Lisa. Wer hält mich fest? Ich kann mich nicht wehren. Wo ist Lisa? Ich will atmen. Ich kann nicht atmen! Ich versuche mit aller Kraft zu atmen. Es geht nicht. Es geht gar nichts. Ich muss kämpfen, alle Kraft zusammennehmen. Es geht nicht. Ich ersticke. Mein Herz schlägt wie wild.

Aus der Ferne höre ich eine Stimme. Ich kann wieder atmen. Dann kommen die brummenden Wellen wieder näher. Bis erneut die Stille eintritt. Was ist das für ein Kampf? Wieder Atemnot. Ich versinke im Meer. Ich muss kämpfen, atmen. Ich werde ertrinken. Wer zieht mich nach unten? Wer versucht mich zu fesseln? Ich will um Hilfe rufen.

Kein Ton. Not. Kampf. Atemnot. Atemkampf.

Jetzt werde ich gerüttelt, getreten, geschlagen. Und die Stimme kommt näher. Wer ruft meinen Namen? Warum hilft mir niemand. Ein fester Schlag. Ich atme mit einem lauten Seufzen tief ein. Endlich Luft.

Und schon weiter die brummenden Wellen. Und wieder der Kampf um Leben und Tod. Wer zieht an mir? Was ist das für ein Zerren? Ich ersticke, ich ertrinke.

Ich falle. Der Aufschlag weckt mich aus dem Albtraum. Ich atme frei. Der Raum ist hell erleuchtet. Lisa kniet neben mir. „Manuel, endlich!“ Ich liege auf dem Boden neben dem Bett.

„Ich hatte große Angst um dich, weil du nicht mehr geatmet hast. Erst hast du geschnarcht, dann hast du sehr laut geschnarcht. Und dann hast du aufgehört zu atmen. Immer wieder Schnarchen und dann diese Aussetzer. Ich hatte solche Angst. Ich konnte dich nicht wecken. Ich habe dich geknufft, gerufen, getreten, geschlagen. Ich dachte, du würdest ersticken. Da habe ich dich aus dem Bett gezogen. Es ist schrecklich. Manuel, ich liebe dich!“

Ich hatte schon häufiger Albträume gehabt, aber dieser war der schlimmste.

Jetzt bin ich wach. „Lisa, es tut mir leid. Ich hatte einen schlimmen Traum. Was ist mit mir los?“

„Ich weiß es. Manuel, ich kann dir genau sagen, was ich gesehen habe. Du bist zufrieden eingeschlafen und hast zu schnarchen begonnen. Immer lauter. Ziemlich laut. Und dann hörtest du immer wieder auf zu atmen. Im Licht der Lampe konnte ich genau sehen, dass du mit allen Muskeln versucht hast, Luft zu holen. Aber das ging nicht. Ich konnte sehen, wie groß deine Not war.“

„Woher kommt das? Was ist die Ursache?"
„Als Physiotherapeutin weiß ich, dass man das Atemaussetzer nennt. Und dass sie mit deinem Übergewicht zu tun haben. Da ist in dir im Schlaf einfach zu wenig Platz für die Luft. Ein guter Bekannter meiner Freundin ist HNO-Arzt; er hatte mir früher mal einige medizinische Tipps gegeben. Von ihm weiß ich auch, was bei Atemaussetzern zu tun ist. Und was Ausdauertraining bedeutet, gehört zu meinem Beruf.

Hör mir zu: Du weißt, wie sehr ich dich liebe. Ich denke, ich könnte dir helfen, vertrau mir! Ich werde dich beraten und begleiten. Ich hoffe, dass du so wieder gesund wirst."

Lisa kann sehr konsequent sein. Und sie liebt mich wirklich. Sie blieb die ganze Nacht wach und passte auf mich auf. Ich musste auf dem Bauch schlafen. Sie sagte, das würde vielleicht der Zunge helfen, eher weiter vorne zu bleiben.

Am nächsten Tag startet Lisas Programm.

Meine Ernährung belässt sie zunächst komplett, wie ich es gewöhnt bin. Sie besteht aber von Anfang an darauf, dass ich in der nächsten Zeit keinen Alkohol mehr trinken darf.

Gleich am nächsten Tag beginnt der Ausdauersport mit Lisa als Personal Trainer. Ich muss mich dem Regenwetter entsprechend anziehen, dazu weiche bequeme Sportschuhe.
So gehen wir nach draußen, spazieren zum Park und dann an den Fluss. Ich darf nicht laufen. Ich muss wandern. Stehenbleiben ist verboten. So marschieren wir zwei Stunden durch die Natur, durch den Regen und dann durch die Sonne. Sie redet die ganze Zeit mit mir und muntert mich

auf. Sie erzählt mir auch, was sie heute Abend mit mir im Bett vorhabe. Wir können auch wieder lachen. Immer wieder fragt sie mich, wie es mir gehe, wie ich mich fühlen würde, in Schulnoten von 1 bis 6. Wenn ich eine 3 oder 4 nenne, besteht sie auf einem langsameren Tempo.

Nach dem Duschen schickt sie mich in die Firma. „Komm früh nach Hause! Ich freu mich auf dich..."

So geht es Woche für Woche: Jeden zweiten Tag Wandern. Am Anfang geschieht auf der Waage nichts. „Schau nicht auf die Waage, schau in den Spiegel!" Sie hat recht: Ich wurde schlanker, das war eindeutig. Ich darf weiter essen wie bisher, nur eben nicht mehr. Später dann gibt es weniger Kuchen. Ab und an steckt sie mir ein Stück tiefschwarzer Schokolade zu. Inzwischen will ich nicht mehr jeden zweiten Tag, sondern öfter sportlich aktiv sein. Das lässt sich gut einrichten. Allmählich wird die Zeit des Wanderns länger, die Strecken auch. Dann soll ich langsam joggen, nur kurze Intervalle. Sie steigert über die Monate allmählich das Tempo, achtet weiter auf die Schulnoten.

„Dein Schlaf ist besser. Du schnarchst noch, aber leiser und seit gestern ohne Atemaussetzer. Und ich schlafe jetzt wieder ruhig neben dir."

Nach diesem Jahr wiege ich jetzt 83 Kilogramm. Lisa ist glücklich, und ich auch, denn ich lebe nun ein neues Leben. Alles fällt mir leicht. Ich habe kreative Ideen, auch wie ich die Firma effizienter leiten kann. Meine Müdigkeit am Tag ist verschwunden. Unsere Freunde staunen über die Verwandlung: „Manuel, ich glaube, Lisa tut dir gut."

Das kann man wohl sagen...

1. Kapitel | Wie im Märchen (Lisa)

Meine Anziehungskraft auf die Männer ist mir wohl bewusst. Sie erlaubt mir schon, ein wenig anspruchsvoll zu sein. Ich gebe den Männern gerne eine Chance, doch wenn sie mich enttäuschen oder verletzen, endet meine Großzügigkeit schnell.

Manuel ist der Richtige. Groß, stattlich, und er sieht gut aus. Er ist Single, fährt allein in Urlaub, und er ist Genießer. So lernten wir uns in einem Hotel im Süden Italiens kennen. Bei einem gemeinsamen Abendessen mit schwerem Rotwein kamen wir uns etwas näher. Wir kommen beide aus München und stellten schnell fest, dass wir sogar gemeinsame Bekannte hatten. So lud er mich zu einem Ausflug ein. Am nächsten Tag fuhren wir dann im Leihwagen zum Castel del Monte und nach Trani. Er erzählte mir ausführlich über Kaiser Friedrich den Zweiten und dessen Leben und Wirken. Ich staunte, was Manuel alles weiß. Er ist sehr zuvorkommend und zurückhaltend, baggert mich überhaupt nicht an. Auf mich wirkt Manuel wohltuend sanft und ruhig, manchmal vielleicht auch ein wenig müde, jedenfalls immer souverän und überlegt. Das macht ihn mir sehr sympathisch.

In meinem Beruf als Physiotherapeutin und Autorin komme ich schon ziemlich gut zurecht. Manuel dagegen ist richtig erfolgreich. Er hat eine große Firma, die ihn offenbar sehr in Anspruch nimmt.

Zurück in München haben wir uns einige Male am Wochenende getroffen, zum Konzert, in die Oper, ins Museum. Und dann auch bei ihm zu Hause. Ich fühle mich sehr zu ihm hingezogen, wegen seiner Ernsthaftigkeit, seiner suchenden Augen, seines fast schüchternen Wesens.

Als Manuel dann zum ersten Mal einen Anlauf unternahm, das Thema Bett und Sex in unser Gespräch zu bringen, gab ich ihm keine Gelegenheit zu vielleicht unbeholfenen Versuchen: In diesem Moment übernahm ich die Führung.

Und siehe da: Er ist der Richtige. Stets Gentleman, weiß er in jeder Situation sicher, was zu tun ist; wie ein Mann eine Frau respektvoll behandelt, sogar auf Händen trägt.

Heute werde ich zum ersten Mal über Nacht bleiben. Mich erwartet ein großes Dinner, Blumenschmuck überall, er hat alles vorbereitet, kocht, unterhält mich und strahlt eine ruhige Geduld aus. Aber meine Geduld ist zu Ende, und ich bugsiere ihn direkt ins Schlafzimmer.

Es ist ein Fest. Es regnet Blumen vom Himmel...

Irgendwann ist er erschöpft eingeschlafen, sanft, ruhig, glücklich. Ich liebe diesen Mann. Ich schaue ihm zu, wie sich sein Gesicht entspannt. Sein Mund öffnet sich leicht, ich muss ihn küssen. Meine ganze Liebe. Ich bin glücklich, mehr noch: zufrieden. Er schläft. Nun fängt er ganz leise an zu schnarchen. So habe ich ihn noch nie gesehen. So friedlich, so nah und so mein.

Das Schnarchen wird lauter, dunkler. Ich schmiege mich ganz eng an seine Seite. Ich weiß, dieser Mann ist mein Leben. Und wenn er schnarcht, werde ich damit leben. Ich liebe Manuel. Das Schnarchen wird lauter und schärfer. Dieses Geräusch habe ich so noch nie gehört. Vielleicht liegt es an seinem Übergewicht? Große Musikinstrumente klingen auch anders als kleine.
Jetzt schnarcht er hart und bedrohlich. Plötzlich Stille. Kein Geräusch. Absolute Stille. Welch eine Ruhe! Ich höre ihn nicht einmal atmen. Dann reißt ein scharfer, lauter,

sehr tiefer Seufzer die Stille entzwei. Er atmet. Erst tiefe Atemzüge, dann ruhiger. Das Schnarchen fängt wieder an. Es wird lauter und auch aggressiver. Dann wieder die absolute Stille. Wie lange hält er die Luft an? Und warum? Das müssen Atemaussetzer sein.

Er atmet wieder. Die gleiche Folge aus Crescendo und plötzlicher Pause wiederholt sich erneut. Ich richte mich auf und beobachte sein Gesicht im Schein der Deckenleuchte. Was geht hier vor? Nach dem Seufzen beginnt der neue Zyklus mit Schnarchen, langem Schnarchen, lautem Schnarchen. Sein Rachen und auch der Hals vibrieren, laut und lauter. Und dann der Stop, null, nichts. Keine Atmung. Manuel will aber atmen, die Lunge, seine Muskeln arbeiten vergeblich. Es gelingt nicht. Jetzt dauert der Atemstillstand schon mehr als eine Minute, jedenfalls zu lange. Das kann doch nicht gesund sein!

„Manuel, wach auf!“ Er zieht wieder Luft, es geht. Als er wieder in Not kommt und ich nun doch wirklich Angst bekomme, rufe ich laut seinen Namen, rüttle an ihm, versuche ich ihn zu wecken. Das wirkt nur begrenzt. Und nur für kurze Zeit. Wie bekomme ich ihn geweckt? Beim nächsten Mal kann ich die Atemaussetzer nicht mehr mit ansehen. Ich schreie ihn an, jetzt trete ich ihn, zerre an ihm, und ich ziehe ihn mit aller Kraft aus dem Bett.

Er knallt auf den Boden und wird sofort wach. Er versteht nicht, was los ist. Ich erkläre ihm, was ich beobachtet habe und wie besorgt ich bin. Es muss etwas passieren. Er ist mein Mann, und ich will ihn nicht verlieren.
Er legt sich zurück ins Bett. „Leg dich auf den Bauch!“ Er tut was ich sage. „Schlaf ruhig, ich passe auf dich auf. Ich werde dir helfen.“ Ich setze mich neben ihn und streichle seinen Kopf, seine Haare, seinen Nacken. Er schläft ein.

Er schnarcht. Er hört auf zu atmen. Sofort drückt meine Hand energischer. Massiert, streichelt. Er wacht nicht auf, atmet aber weiter. Das wiederholt sich die ganze Nacht. Ich weiß, dass ich in dieser Nacht nicht schlafen werde. Na und? Dann schlafe ich später. Mein Manuel wird nicht ersticken. Nie. So lange ich lebe, werde ich auf ihn aufpassen.

Es gelingt. Kein Atemaussetzer hat eine Chance, meinen Manuel in Gefahr zu bringen. Am Morgen verabreden wir und zum Treffen am Nachmittag. Zum Start des Sportprogramms. Er macht alles mit. Vorbildlich. Am Anfang war es schwer, die ganze Nacht wach zu bleiben. Am Tag dann mein Schlaf. Danach Sport. Sein Schlaf wird von Woche zu Woche ruhiger; die Aussetzer hören endlich auf. Dann geht es mir auch besser. Tagsüber sind wir nun beide erholt und wach; und Manuel verändert sich auch sehr, was seine Kreativität angeht. Ich nehme Kontakt zu dem Hals-Nasen-Ohrenarzt Michael Jensen auf. Er hört sich am Telefon meine Geschichte an und sagt dann: „Machen Sie so weiter! Solange Ihr Freund sich weiter zum Guten entwickelt, habe ich keine Bedenken. Dieser Mann hat Glück...-
– Ich möchte Sie um einen Gefallen bitten: Geben Sie mir ein Feedback etwa in einem Jahr! Ich interessiere mich sehr für das Ergebnis."

Heute weiß ich, dass diese Krankheit bei Manuel heilbar war. Er sieht jünger aus und auch viel gesünder. Er ist mir sehr dankbar. Wer weiß, was das Leben noch an Aufgaben für uns bereit hält. Fest steht: Nichts, aber auch gar nichts wird stärker sein als unsere Liebe.

1. Kapitel | Wie im Märchen (Resümee)

Lisa mit ihrer Jugend und Liebe, ihrer Entschlossenheit und Tatkraft und mit ihren intuitiven Entscheidungen hat alles richtig gemacht.

Manuel hatte ein beginnendes, ernstes, obstruktives Schlafapnoe-Syndrom, wir nennen es abgekürzt OSAS. Wenig Bewegung, viel Essen, Übergewicht und dazu der Alkohol sind sehr häufige Ursachen des Schnarchens und später der Entwicklung der Atemaussetzer. Typisch ist dabei auch die Tagesmüdigkeit.

Üblicherweise geht ein solcher Patient zum Arzt und bekommt dann eine Atemmaske zur Nacht. Oder eine Operation. Oder ein Hilfsmittel. Bei Manuel waren weder apparative noch operative medizinische Maßnahmen nötig.

Manuel hatte dreimal Glück:
1. Ohne Lisa hätte er keine Chance gehabt, seine Krankheit entdecken zu können.
2. Lisa ergriff spontan die richtige Initiative und führte Manuel mit idealen Mitteln aus dem Übergewicht und dem Alkoholkonsum heraus, bis seine Atemaussetzer verschwanden.
3. Manuel war in seiner Liebe und Jugend stark genug, Lisas Programm folgen zu können und vollständig gesund zu werden. Wenn Manuel diesen Lebensstil beibehält, wird er sehr lange sehr gesund bleiben.

2. Kapitel | Nur mit Sorgfalt (Alexander)

Alexander ist das, was man gemeinhin einen Glückspilz nennt. Wenn man ganz genau nachdenkt, dann gibt es Glück überhaupt nicht, sondern nur Zufriedenheit. Zufrieden kann jeder sein; man muss nur wenig dafür tun, aber offen sein. Glück hingegen ist etwas ganz Flüchtiges, Scheues; es kommt zwar manchmal vorbei, aber es ist nicht treu, es verschwindet rasch wieder dorthin, wo es herkam. Heinrich Heine hat ein wunderschönes, plausibles und sehr erhellendes Gedicht geschrieben, in dem er das Glück zutreffend „eine leichte Dirne“ nennt. Man kann es nicht fassen, nicht festhalten. Und doch kommt es gelegentlich vorbei; und diesen Moment des meist kurzen Glücks sollte man nicht verpassen.

Alexander hatte aufgepasst, zugegriffen und doch festgehalten. Sein Glück heißt Ruth, und Ruth ist alles andere als eine Dirne. Lassen wir Alexander selbst zu Wort kommen:

Ich kann mich nicht beschweren. Alles läuft, alles funktioniert wie geplant: Nach der Mittleren Reife ging ich in die Schreinerlehre; und bald folgten erst die Meisterprüfung, dann mein eigener Betrieb. Ruth kannte ich schon einige Jahre. Jetzt war der richtige Moment für unsere Hochzeit. Wir haben zusammen zwei gesunde Kinder großgezogen – okay, mehr Ruth als ich; ich war im Beruf ja sehr beschäftigt...– und alles macht Spaß. Inzwischen feierten wir die Silberne Hochzeit mit unseren besten Freunden und den Trauzeugen. Jedes Jahr gibt es einen großen und einen kleinen Urlaub. In unserer Doppelhaushälfte in vorzeigbarer Gegend können wir es gut aushalten: Herz, was willst du mehr?

Mein Beruf füllt mich richtig aus, weil ich nicht nur über handwerkliches Geschick verfüge, sondern in mir auch ein künstlerisches Talent spüre. Mir fällt das Kreative in meinem Job leicht. Es gehört dazu, dass ich gründlich planen muss. Ich unterhalte mich mit dem Kunden ausführlich über seine Wünsche und Ziele, doch die guten Ideen fallen mir wie von allein zu, es strengt nicht an, es macht einfach Spaß. Im Laufe der Jahre habe ich mir dadurch einen exzellenten Ruf erarbeitet. Und inzwischen nehme ich überwiegend nur noch Aufträge an, die zu mir und meinem hohen Anspruch passen.

Ja, und dazu kommt meine Ruth. Sie ist nicht mehr zwanzig, sie ist kein Model, sie selbst sieht sich ihr Alter im Spiegel an, aber für mich ist sie wunderbar und sie passt zu mir. Ich bin ja auch kein Adonis und war auch nie einer. Ruth ruht in sich. Ruth ist sicher. Ruth weiß meistens eine gute Lösung. Auf Ruth kann ich mich verlassen.

Ich bewundere Ruth. Schon von Anfang an. Und irgendwann hatte ich mal ein Gedicht gelesen, dessen erste Zeile lautete: „Liebe fängt mit Bewunderung an.“ Darin steckt viel Wahrheit.

Dann kam das Schnarchen, wie ein Schatten. Es schlich sich an. Ruth hatte schon vor vielen Jahren von meinem Schnarchen erzählt. „Ich mag dein Schnarchen. Dann weiß ich, dass du bei mir bist.“ sagte sie, und das war’s dann mit dem Thema. Ab und zu knuffte sie mich, bis ich mich auf die andere Seite legte oder leiser schnarchte. Dann schlief sie wieder ein.

Aber inzwischen ist das anders geworden. Sie beklagt sich nicht – das würde sie nie tun –, sie berichtet mir ganz sachlich und freundschaftlich, dass sie in letzter Zeit doch große Probleme mit dem Wiedereinschlafen habe. Das Schnarchen sei zu laut, zu störend, manchmal auch beängstigend.

Da konnte ich nicht mehr unbefangen einschlafen. Ich wartete, bis Ruth eingeschlafen war, bevor ich entspannen konnte. Leider fiel mir diese Strategie immer schwerer: Meist war ich schon vor ihr müde, und ich musste mich oft mit aller Kraft wach halten. Aber was tut man nicht alles, um seine Frau zu schonen.

Dann gab es ein Wochenende, an dem wir uns zusammensetzten, um nach einer Lösung zu suchen. Ich bot ihr an, im Gästezimmer zu schlafen. Das sei aus der Sicht des „Schuldigen" das Mindeste, was ich für sie tun könne. Ruth war sehr erleichtert; sie müsse sich erholen. Sie räumte alles so gemütlich her, dass ich dort sogar gerne schlafen würde. In der ersten Nacht begleitete sie mich in mein neues Bett. Und sie blieb lange bei mir. Schließlich kam es zu einem fließenden Übergang in den Schlaf. Danach stahl sie sich zurück in ihr Schlafzimmer.

So schliefen wir also getrennt. Ich hätte mir das früher nie vorstellen können. Doch ganz langsam gewöhnte ich mich daran. Es war ja jederzeit möglich, in ihr Schlafzimmer zu gehen; dann wussten wir beide, warum ich vorbeischaute. Und danach ging ich zurück: erst kommen, dann gehen. Ein Kommen und Gehen, wenn man so will. Wir konnten ungestört einschlafen. So weit, so einigermaßen gut.

Es veränderte sich dann doch Einiges. Wenn wir früher vor dem Einschlafen noch gerne ein wenig kuschelten – oder auch mehr – , dann fehlte mir diese Nähe mit der Zeit ab und zu doch. Und die späten „Besuche" vor dem Einschlafen wurden auch seltener. Das lag anfangs gar nicht mal daran, dass ich keine Lust hatte; nein, ich war einfach nur müde. Ich ging auch deutlich früher ins Bett als Ruth. Wenn sie noch ziemlich unternehmungslustig mit mir auf dem Sofa saß und plaudern wollte, musste ich mich fast schon zwingen, beim Thema zu bleiben – und bei ihr zu bleiben. Der Wunsch nach meinem Bett wurde größer und dann auch übermächtig.

Ich wurde älter. Jetzt werde ich alt. Werde ich alt? Früher war ich der sprühende und enthusiastische Gesprächspartner, draußen und zu Hause. Jetzt musste ich mich eher zwingen, aufmerksam, fröhlich, „am Ball" zu bleiben.

Im Beruf ging es noch gut; meine ganze Kraft nahm ich zusammen für mein oberstes Ziel, nur beste Ergebnisse abzuliefern. So war es immer gewesen, und so sollte es auch bleiben. Jeder Kunde ist anders. Jedes Haus ist anders. Ein Esstisch in einem großen Landhaus sollte anders gestaltet sein als ein Tisch in einer Art-deco-Villa. Eine große Familie mit fünf Kindern braucht andere Schränke in den Schlafzimmern als ein älteres Ehepaar, das seit Jahrzehnten im Biedermeier-Stil lebt. Jüngere Paare wollen gerne einen „begehbaren Kleiderschrank" in einem Zimmer neben dem Schlafzimmer gegenüber dem großzügigen Bad. Mein Markenzeichen waren nicht Standardlösungen, sondern individuelle perfekt passende Lösungen, Überraschungen. Meine Preise, besser Honorare, waren gut, aber nie unverschämt. Ich komme wirklich gut zurecht. Die Kunden würden auch mehr bezahlen. Aber muss ich das ausnutzen?

Mein größter Lohn liegt im Ergebnis, in den strahlenden Augen, wenn die Kunden meine individuell geplanten Einrichtungen zum ersten Mal fertig sehen und anfassen können. Diese Zufriedenheit überträgt sich auch auf mich. Dafür lebe ich. Dafür habe ich viele Jahre gelernt, mich verbessert, Erfahrungen gesammelt. Qualität ist mein oberstes Prinzip.

Jetzt wird dieser wunderschöne Beruf anstrengend. Was ist passiert? Ist es also nun das Alter? Mit Anfang fünfzig bin ich doch in meinen besten Jahren! Neuerdings fühle ich mich schon morgens nicht wirklich ausgeschlafen, abgekämpft, als hätte ich schlecht geschlafen. Mittags kann ich eine Pause einlegen, das erlaubt mein Betrieb. Da läuft die Routine weiter. Ich lege mich dann für etwa eine Stunde in mein Bett und schlafe auch sofort ein.

Auch beim Fernsehen ertappe ich mich selbst, dass ich das Ende des Films nicht mitbekomme; das ist mir schon etwas unangenehm. Und beim Autofahren fallen mir nach ein, zwei Stunden schon fast die Augen zu. Da muss ich mich zwingen, wach zu bleiben. Ruth löst mich dann auch sofort ab und setzt sich ans Steuer. Ich schlafe dann rasch auf dem Beifahrersitz ein, und Ruth weckt mich kurz vor dem Erreichen des Ziels.

Ja, so muss das Alter sein. Man kann ja auch nicht ewig jung bleiben. Und seit letzter Woche weiß ich, dass wir im Sommer Großeltern werden! Wir freuen uns beide riesig. Wurde auch Zeit. Die jungen Leute haben es nicht mehr so eilig mit dem Gründen einer Familie wie wir früher. Karriere ist wichtig, und sie meinen, sie müssten erst noch das Leben ohne Kinder genießen und sich selbst verwirklichen. Natürlich haben Ruth und ich nie gedrängelt, das gehört sich nicht. Aber umso mehr freuen wir uns jetzt. Es gibt viel zu planen.

Und dann kommt Ruth mit der Nachricht, dass ich anders schnarche als früher, „gefährlicher". Sie hätte das nachts festgestellt, als sie an meinem Bett gelauscht habe. Sie mache sich Sorgen. Sie wolle, dass ich zu einem Arzt gehe, von dem sie Gutes gehört habe. Der habe sehr viel Erfahrung, nehme sich Zeit und habe erstaunliche Ergebnisse. Ich solle da mal hingehen. Sie habe schon einen Termin verabredet. Am kommenden Mittwoch. Am Nachmittag.

Mittwoch am Nachmittag? Da haben doch alle Ärzte ihre Praxis geschlossen!?

Beim Betreten der Praxis von Michael Jensen fällt mir sofort auf, dass alles großzügig gestaltet ist. Ich bin fünf Minuten zu früh erschienen, muss ein Formular ausfüllen und bewundere kurz den Empfangssaal, bevor der Arzt mich freundlich begrüßt und in einen Raum führt, der gemütlich eingerichtet ist. Da steht ein antik anmutender Schreibtisch, doch beide, Patient und Arzt lassen sich in komfortable Sessel fallen. Hier folgt ein Gespräch, ruhig und mit Zeit.

Meine ganze gesundheitliche Vorgeschichte kommt zur Sprache, mein Beruf, meine Familie. Als ich erzähle, dass meine Tochter mich bald zum Großvater machen werde, hellt sich das Gesicht des Arztes auf, als hätte er selbst gerade von einer solchen Nachricht erfahren.

Ich blicke ihn fragend an. „Kinder sind sehr wichtig, aber immer eine große Aufgabe, wie die Liebe zwischen den Eltern auch eine große Aufgabe ist. Aber Enkelkinder sind ganz anders: Du gehst zum Enkelkind wie zu einer Geliebten, es gibt keine Regeln, nur Genuss und Glück. Und wenn die Zeit um ist, schickst du sie wieder dorthin, wo sie hingehören." Lächeln.

Welche Beschwerden ich habe. Schnarchen. Wer mich geschickt habe. Meine Frau. Ob ich Atemaussetzer habe. Das weiß ich nicht. Ob ich am Tage manchmal müde sei. Das kann man wohl sagen. Er fragt nach meinem Gewicht, der Größe und der Kragenweite, Hemdengröße. Wie das Hören sei. Gut. Ohrgeräusche? Manchmal.

Es folgt eine Untersuchung im Nachbarzimmer. Ständig schreibt der Arzt altmodisch Notizen in seinen Block. Dann kündigt er an, dass er weitere Untersuchungen wegen des Ohrgeräusches auf später verschieben wolle: Deshalb sei ich ja nicht gekommen.

Wegen des Schnarchens sollen jetzt drei weitere Stufen der Diagnostik folgen:
Erst ein Screening, dann die ambulante Schlaf-Endoskopie und schließlich ein Gespräch zur Entscheidung über die Therapie. Entschieden werde erst dann, wenn alle Informationen vorliegen.

Zuerst erhalte ich eine „Uhr" zur Aufzeichnung des Schlafes in den folgenden zwei Nächten. Er erklärt mir alle Details sehr genau und verabredet den nächsten Termin.

Das Screening bestätigt, dass ich schnarche. Der Arzt zeigt mir, wann, wie laut und in welcher Körperlage ich geschnarcht habe. Erstaunlich, wie oft ich mich gedreht habe im Bett! Am meisten habe ich in Rückenlage geschnarcht. Und dann die Atemaussetzer! Ihre Zahl ist eher „im mittleren Bereich", aber auch mit deutlichem „Absinken der Sauerstoffsättigung". Er erklärt mir noch einige weitere Parameter, auch, wann ich in den Nächten geträumt habe. „Zum Glück können wir noch nicht sehen, was Sie geträumt haben." Er schmunzelt.

Nun zu Schritt Nummer zwei. Nachdem jetzt feststeht, dass ich schnarche und dazu noch mit Atemaussetzern in erheblichem Ausmaß, geht es um die Frage, welche Therapie in Frage komme. Es sei jetzt sicher noch zu früh für eine Entscheidung. Manche Ärzte würden jetzt an eine Operation denken. „Mein HNO“ will mehr Informationen, bevor er entscheidet. Das gefällt mir außerordentlich gut. Der Mann will keine Standardtherapie, sondern auf Basis aller wichtigen Informationen die für mich persönlich individuelle Behandlungsmethode feststellen. Erinnert mich an die Art, wie ich meinen Beruf ausübe.

Also verabreden wir als nächstes einen ambulanten Termin (eine halbe Stunde) in einer Klinik. Dort wird der beim Screening gemessene Schlaf durch einen erfahrenen Narkosearzt nachgestellt, imitiert und gewährleistet, damit Herr Jensen mit seinem Endoskop durch die Nase in meinen Rachenraum fahren und sich dort während des Schnarchens umsehen kann. Das nenne ich Sorgfalt.

Diese Untersuchung ist jetzt auch vorbei; und es war nur eine Kleinigkeit. Kaum bin ich nach der Endoskopie wieder wach, fährt Ruth mich nach Hause. Alles easy.

Nun sitzen wir zu dritt im Besprechungsraum. Ruth begleitet mich wie verabredet. Herr Jensen nimmt sich wirklich Zeit. Er erklärt eine Vielzahl von theoretisch in Betracht kommenden Möglichkeiten beim Schnarchen und bei Atemaussetzern. Ihm ist ein individuelles Vorgehen sehr wichtig. Er spricht und erklärt sehr plastisch, beginnt sehr allgemein und geht dann mehr und mehr auf meinen Fall ein.

Zuerst zitiert er die Geschichte mit dem Hammer: „Wer als einziges Werkzeug nur einen Hammer hat, für den sieht alles aus wie ein Nagel.“ Wer nur seine fachärztliche Sichtweise kennt, wird womöglich ausschließlich die Methode seines Faches vorschlagen: Der eine wirbt für die Überdruck-Maskenbeatmung; der der andere für eine Operation; oder der dritte Spezialist für eine Zahnschiene. Oder, oder, oder. Wer hingegen den Patienten „wie seinen besten Freund“ behandele, der fahnde so lange nach verschiedenen Alternativen, bis er den richtigen Weg gefunden habe. Den richtigen Weg für den Patienten wohlgemerkt. Das leuchtet mir ein.

Bei mir hat er meine individuellen „Schnarchgeneratoren“ festgestellt: Er spricht über Kehlkopf, Zungengrund, Gaumensegel und andere Orte im Rachen, von denen ich bisher noch nicht gehört hatte.

Der Deckel des Kehlkopfes ist schon mal nicht am Schnarchen beteiligt. Mein Kehldeckel ist normal. Gut so.

Mein Zungengrund sei etwas zu groß. Was ist der Zungengrund? Der hinterste Teil der Zunge im Rachenraum. Mein Zungengrund sei zu prominent; er meint damit ausladend. Bei mir nicht sehr viel, aber hier entstehen im Schlaf Vibrationen: Schnarchen. Und dann auch das Kollabieren: Atemaussetzer.
Der Rachenraum hinter der Zunge werde durch den Sog der Lunge beim Einatmen, also bei der Inspiration, zusammengezogen, eingeengt. Der Zungengrund lege sich dann an die Rachenhinterwand. Im Sitzen sei das nicht ganz so deutlich, im Liegen lässt die Schwerkraft den Zungengrund viel eher auf die Wirbelsäule fallen. Ich frage mich, wie bei so beweglichen Strukturen ein Mensch überhaupt auf dem Rücken schlafen kann.

„Unter normalen Bedingungen klappt das sehr gut, die Zunge hat eine gewisse Eigenspannung, die den Atemweg hinter ihr freihält. Aber bei sehr großer Erschöpfung und entsprechender Erschlaffung, auch unter Alkohol oder Schlafmitteln, und erst recht bei deutlicher Vergrößerung der Zunge wird der Raum dahinter kleiner und fällt leichter zusammen, kollabiert. In Rückenlage geschieht das noch viel häufiger."

Mein Zungengrund ist also „prominent" und macht deshalb Schwierigkeiten... Man lernt nie aus.

Weiter oben kommt nun das Gaumensegel an die Reihe: Meinem Gaumensegel könne man schon auf den ersten Blick ansehen, dass es vom vielen und lauten Flattern, also Vibrieren, verlängert, verdickt und verformt ist. Auch das mittige Zäpfchen des Gaumensegels sei verdickt und verlängert. Diese Veränderungen seien bei mir schon bei der ersten Untersuchung auffällig gewesen. Dieser Befund alleine rechtfertige allerdings keinesfalls eine sofortige Operation ohne genaue Kenntnis der übrigen Abschnitte des Rachenraumes. Erst die Berücksichtigung aller Lokalisationen von möglichen Schnarchgeneratoren – „und davon gibt es noch einige!" – erlaube eine umfassende und sorgfältige Einschätzung der individuellen Verhältnisse. Mein Gaumensegel ist also wohl der Hauptschuldige.

Doch nein, wir sind noch nicht am Ende des Gespräches. Während der Endoskopie hatte der Narkosearzt meinen Unterkiefer auf Zuruf kurz nach vorne geschoben, während des Schnarchens und während der Atemaussetzer. Der Unterkiefer zieht hierbei die Zunge mit nach vorne. Dadurch sei bei mir hinter der Zunge leider nur recht wenig zusätzlicher Platz für die Atmung entstanden. „Wenn beim Vorschub viel Raum für die Atmung resultiert, fällt die Entscheidung für eine Unterkiefer-Vorschub-Schiene (eine „Protrusionsschiene“) leicht.“ Bei mir hilft die Schiene voraussichtlich also nur eher mäßig bis gar nicht.

Das war immer noch nicht alles.

Ein zu hoher Fettanteil im Körper ist das nächste Thema. Nun gut, bei mir ist das sicher nicht schlimm. Okay, ein wenig zu viel Gewicht bringe ich auf die Waage; aber schlimm ist das doch nicht. Herr Jensen zieht das Thema dennoch durch. Zu viel Fett ist natürlich von außen zu sehen, aber nicht nur am Bauch, auch als Doppelkinn – und Fett beansprucht gewiss auch im Innenraum Platz. Auch im Zungenkörper selbst kann Fett eine größere Ausdehnung und damit „Raumforderung“ bewirken. „Wir müssen alle Aspekte betrachten, und bei Ihnen ist da noch Potenzial.“ Das hat gesessen. Er erklärt mir und auch Ruth, dass es nicht allein auf die Ernährung ankomme, sondern auch auf ein ausreichendes Maß an Bewegung. Fettreduktion erreicht man am besten durch weniger Kalorien beim Essen und mehr Ausdauertraining! Jeden zweiten Tag eine Strecke gehen, nicht laufen. Dabei komme es auf die Zeit an, nicht auf Geschwindigkeit, auch nicht auf die zurückgelegte Strecke. Am besten eine Stunde am Stück oder länger. Und jedenfalls langsam. Wandern. Ob ich irgendwelche Einschränkungen habe, am Fuß, am Knie, an der Hüfte, am Rücken? Habe ich nicht. Ich weiß nur nicht, ob ich die Zeit dafür habe. „Wenn Sie das Schnarchen verringern und die Atemaussetzer loswerden wollen, müssen Sie alles geben.“ Und die gute Nachricht kommt auch prompt: „Sie bekommen die Zeit wieder zurück: Je mehr Ausdauersport Sie machen, desto wacher, kreativer, schneller, ja auch jünger werden Sie.“ Und mit Blick auf Ruth: „Würden Sie ihren Mann unterstützen, wenn er konsequenten Ausdauersport beginnt und ein solches Programm durchzieht?“

Ruth stimmt sofort zu. Sie will auch das Kochen ein wenig umstellen und den Alkohol einschränken. Richtig!

Der Arzt kommt zum entscheidenden Punkt.
Wir haben einige Möglichkeiten der Therapie:

- Die Maskenbeatmung nennt er zuerst.
- Dann die Operation am Gaumensegel und ein kleiner Eingriff am Zungengrund. Der Kehldeckel ist kein Thema.
- Dann die Protrusionsschiene mit nur geringer Aussicht auf Erfolg.
- Der Fettabbau durch Ausdauertraining und eine leichte Diät, auch mit Reduktion des Alkohols.
- Und schließlich das Vermeiden der Rückenlage im Schlaf.

„Überhaupt keine Therapie darf keine Option sein! Sie müssen über kurz oder lang mit erheblichen Risiken durch eine Verschlimmerung der Atemaussetzer rechnen. Tun Sie sich das nicht an! Sie haben ein Riesenglück, dass Ihre Frau auf Sie geachtet hat, obwohl Sie nicht im gleichen Zimmer schlafen. Wir kennen jetzt die genauen Umstände Ihres Schnarchens.“ Er hält kurz inne.

„Ich rate Ihnen zu folgendem Vorgehen: Beginnen Sie mit dem Ausdauertraining! Dann besorgen Sie sich eines der Systeme, die ähnlich wie ein Rucksack die Rückenlage im Schlaf verhindern. Ich gebe Ihnen etwa drei Monate, bis wir uns wiedersehen und Sie wieder mit der Screening-Uhr zu Hause schlafen. So sehen wir, wie sich dieser Plan auf das Schnarchen und die Atemaussetzer ausgewirkt haben wird. Alternativ empfehle ich Ihnen eine Maskenbeatmung während des Schlafes.“ Diese Alternative kommt für mich nicht in Betracht.

„Okay. Wenn Sie konsequent die Rückenlage vermeiden und deutlich Fettabbau erreichen, könnten Sie sich gut selbst am Schopfe aus dem Sumpf ziehen. Sollten Sie damit scheitern, kommt neben der Maskenbeatmung dann alternativ die Operation des Gaumensegels und ein kleiner Eingriff am Zungengrund in Betracht.“

Ich frage, warum wir die Operation nicht gleich durchführen.
„Es spricht mehr für die Strategie ohne Operation als mit Operation. Wenn man apparative und operative Maßnahmen vermeiden kann, sollte man das tun. In der Vorlesung würde ich jetzt den Studenten sagen: „Du musst alles können, was du tust, aber nicht alles tun, was du kannst!“

„Wie denken Sie darüber?“ wandte er sich an Ruth.

Ruth zeigte sich entschlossen, diesen Empfehlungen zu folgen. Der Arzt empfahl mir noch eine Vorstellung beim Kardiologen, „zur Sicherheit“, wie er sagte, und verabredete den neuen Termin. Beim Abschied gab er Ruth eine Visitenkarte, so groß und stabil wie eine Spielkarte; auf der Rückseite fanden wir zu Hause ein Gedicht, ein Sonett, ein nachdenklich stimmendes, anregendes, kontemplatives Gedicht: „Denkflügel“.

Auf dem Heimweg bedankte ich mich bei Ruth für ihre Initiative. Wir waren beide beeindruckt und sicher, jetzt den richtigen Weg zu kennen. „Wenn du nicht mehr schnarchst oder weniger und seltener schnarchst, aber ohne Atemaussetzer, dann schlafen wir wieder in einem Bett!“

Sie nimmt mich wie früher in den Arm, und ich weiß, dass ich wieder mal ein großes Glück habe.

Irgendwo hatte ich gelesen, dass es für den Ehemann „lebensgefährlich“ sein könne, wenn die Ehefrau ihn wegen des Schnarchens bittet, woanders zu schlafen. Aber was soll eine Frau denn tun, wenn ihr Mann so laut und besorgniserregend schnarcht, dass sie sich nicht erholen kann!? Es hieß dort, so sinke die Chance, festzustellen, ob er Atemaussetzer bekommt. Also stellte ich meinen Wecker auf 3 Uhr morgens und schlich mich leise in sein Schlafzimmer. Ich hatte den Plan, mich eine halbe Stunde auf einen Stuhl zu setzen und auf sein Schnarchen zu hören. Es dauerte keine fünf Minuten, bis ich genug gehört hatte. Alexander schnarchte inzwischen viel schlimmer als noch vor einem halben Jahr. Und zwischendurch setzte auch der Atem aus. Erschreckend lange sogar.

Ich suchte nach einem Arzt. Ich fragte meine Freundinnen und stellte fest, wie viele Männer schnarchen, wie viele auch unter Atemaussetzern leiden, und ja, wie viele zu Hause auf dem Tischchen neben dem Bett eine Maschine zur Beatmung mit Überdruck stehen haben. Auch die Tagesmüdigkeit ist ein weit verbreitetes Thema.

Meine Recherche im Internet brachte mich durch Zufall auf die Praxis eines HNO-Arztes, Prof. Dr. Michael Jensen. Und eine Bekannte war dort wegen ihres starken Schwindels gewesen. Sie riet mir, Alexander auf jeden Fall dorthin zu schicken.

Das tat ich. Ich hoffte inständig, dass es eine Lösung geben würde. Und wenn er operiert werden müsste, dann eben eine Operation. Im Internet finden sich sehr viele verschiedene Meinungen zur Operation, auch krasse Misserfolge.

Und dann die vielen kleinen Gerätschaften, die helfen sollen. Das erinnert mich an die Mittelchen gegen Haarausfall. Trotzdem, es musste etwas passieren.

Er kam dann sehr zuversichtlich vom Mittwoch-Nachmittag-Termin zurück. Irgendwie strahlte er sogar. „Ruth, der Arzt, den du ausgesucht hast, ist wirklich genau auf meiner Linie. Ich habe ein richtig gutes Gefühl. Hier diese Uhr mit den zwei Kabeln soll ich heute und morgen Nacht tragen. Dann wertet er die Daten aus und entscheidet, ob er sich den Schlaf, meinen Schlaf, von innen ansieht. Kleine Sache, halbe Stunde im OP. Und danach will er mit uns, ja auch mit dir!, einen Vorschlag besprechen zur individuellen Behandlung."

Ich freute mich. Alexander war richtig neugierig auf die Analyse seines Schlafes und konnte nicht erwarten zu erfahren, welche Lösungsmöglichkeiten sich ergeben würden.

Und dann sitzen wir zu dritt in dieser Praxis, in dem gemütlichen Raum, und hören dem Arzt zu, der überhaupt nicht den Eindruck macht, eine fertige Behandlungsmethode im Hinterkopf zu haben. Er erläutert sehr anschaulich die Zusammenhänge, die Befunde, die Möglichkeiten im Allgemeinen und die Chancen bei Alexander im Speziellen. Wir lernen in diesen vierzig Minuten eine Menge über das Schnarchen, über Atemaussetzer, über die Risiken in Bezug auf Bluthochdruck, Herzrhythmusstörungen, Herzinfarkt, Schlaganfall und Impotenz. Am meisten beeindruckt mich die offene zugewandte Einbeziehung von uns beiden in die Entscheidungsfindung. Wir sehen im vorgeschlagenen Vorgehen eine große Chance der Heilung oder zumindest entscheidenden Verbesserung.

Alexander hatte wegen seines lauten Schnarchens den Rückzug aus dem gemeinsamen Schlafzimmer angetreten. Getrennte Schlafzimmer sind absolut verständlich. Doch weder er noch Ruth konnten ahnen, dass er so in eine Falle geraten war: einsam im Bett ohne Kontrolle zu schlafen. So geht es sehr vielen Paaren, die wegen der Geräuschkulisse durch das Schnarchen getrennte Schlafzimmer haben. Die Liebe muss darunter nicht leiden. Aber die Überwachung, die Kontrolle des Schnarchens leiden umso mehr.

Ruth hatte die Aussetzer bemerkt. Sie hatte rasch gehandelt und ihren Mann zum Arzt geschickt. Dort haben sie Michael Jensen gefunden, der – wegen einer ganz ähnlichen Berufsauffassung wie Alexander – mit aller Sorgfalt den Ursachen und individuellen Besonderheiten auf den Grund geht. Völlig unvoreingenommen sammelt der Arzt erst alle möglichen Informationen, bevor er eine individuell abgestimmte Therapie vorschlägt. Wer viele Instrumente im Werkzeugkasten vorrätig hat und sie auch gut kennt, erreicht ein besseres Ergebnis als „der Mann mit (nur) dem Hammer".

Alexander trainiert seine Ausdauer und nutzt das T-Shirt mit Rückenlageverhinderung. Nach drei Monaten schnarcht er weniger, aber immer noch. Es gibt noch Atemaussetzer, wenige zwar, aber noch zu viele.

Wieder schlug der Arzt eine Maskenbehandlung vor. Alexander konnte sich weiter nicht mit dieser Maske anfreunden. So wurde er am Gaumensegel operiert und auch am Zungengrund. Jetzt gibt es keine Apnoen mehr, und das Schnarchen ist leise und für Ruth erträglich. Alexander treibt nach wie vor Sport. Inzwischen steigert er das Pensum vom Gehen zum Laufen und fühlt sich pudelwohl. Wenn Alexander diese Lebensweise (auch den sparsamen Alkoholkonsum) weiter durchhält, kann er sehr lange sehr gesund bleiben. Auch sein Kardiologe ist mit ihm zufrieden.

3. Kapitel | Bier und Korn (Manfred)

Hilde fühlt sich durch mein Schnarchen gestört. Ich merke aber gar nicht, dass ich schnarche. Wenn sie nicht so protestieren würde, wüsste ich gar nichts davon. Als wir vor dreißig Jahren geheiratet hatten, war noch alles in Ordnung. Nur manchmal hatte sie sich beschwert, besonders nach Feiern, oder wenn wir mit Freunden zusammen waren und auch etwas Bier und Korn getrunken hatten, dann soll ich geschnarcht haben. Sonst eigentlich eher nicht. Nun sind wir schon ziemlich gesellig, haben viele Freunde. Am liebsten sind mir die Freunde im Skatverein; mit denen kann man gut feiern. Und Grillen ist auch ein großes Hobby. Wann immer die Gelegenheit sich bietet, treffen wir uns im Garten, meistens bei uns, manchmal auch bei Willy, bei Heinz oder selten bei Horst. Willy und ich haben den größten Gasgrill mit sechs Flammen und allem, was dazu gehört. Wir grillen dann bis in die Nacht, kräftig gewürzte Würstchen, Koteletts und auch schon mal Rindersteaks. Und die Soßen dürfen auch nicht fehlen. Neuerdings machen wir auch Burger mit Käse, Gurke, Tomaten, Zwiebeln und einem Salatblatt – damit es gut aussieht. Wir sind ja keine Kaninchen... Unsere Frauen machen sich eher einen Salat dazu, kochen Gemüse und trinken schon mal einen Wein. Das ist nichts für uns. Echte Kerle brauchen Fleisch und gute Stimmung. Und gute Stimmung kommt von gutem Bier. Und von Korn, zur Verdünnung.

Wir verstehen uns alle gut miteinander, auch mit unseren Frauen. Gerade jetzt, wo die Kinder aus dem Haus sind, wäre doch die richtige Zeit zum Genießen. Willy und Heinz sind schon in Rente, vorzeitig. Irgendwas mit Rücken, haben wir alle. Sonst ist unsere Gruppe kerngesund. Außer vielleicht Willy und Horst mit dem kleinen Herzinfarkt. Aber alles wieder gut. Und gegen den zu hohen Blutdruck nehmen wir Tabletten, wirklich keine große Geschichte. Die Ärzte, die von Übergewicht reden, sollen sich mal schön bedeckt halten: Die sind doch auch zu dick.

Wenn meine Hilde es unbedingt will, geh ich also zum Arzt. Mein Hausarzt, sicher auch über 100 Kilo, sagt, ich solle mal ins Schlaflabor gehen. Ich also hin. Den Termin gab‘s erst in zwei Wochen. Naja. Ich sollte da zwei Nächte schlafen. Da haben die sich aber getäuscht: Schlafen? In dem Bett? Und völlig verkabelt, praktisch festgebunden, auf dem Rücken? Ich lieg zum Schlafen doch so gern auf der linken Seite, weg von Hilde, damit es für sie nicht so laut ist. Ich also gefragt. Nein, geht nicht, stramm auf dem Rücken liegen! Ich sag denen, so kann ich nicht einschlafen. Das wird schon, hier schläft jeder. Nach zwei Stunden hab ich mich ordentlich beschwert, musste lange warten, bis einer kommt. Den kannte ich nicht. Egal, der gab mir eine Schlaftablette: Damit schläft jeder. Aha, jetzt verstehe ich. Mit Schlaftablette schläft jeder. In nullkommanix war ich eingeschlafen. Morgens tat mir der Rücken ordentlich weh, wie sonst auch, nur mehr. Ich durfte nach Hause, sollte zur nächsten Nacht wiederkommen. Warum das? Ich habe doch schon geschlafen und alles ausgehalten! Wir brauchen zwei Nächte.

Ich wieder hin. Der gleiche Kram. Und dann kam die Maschine. Das kann sich ja keiner vorstellen, wie das ist. Da steht die Maschine, so eine Pumpe, auf dem Nachttisch, mit Schlauchsystem und Maske. Ihr habt richtig gehört: Maske. Darth Vader ist nichts dagegen. Luke, ich bin dein Vater... Wieder der Kabelsalat, wieder die Schlaftablette, sonst wäre ich getürmt.

Am Morgen dann das Ergebnis: Ich muss die Maske mein Leben lang im Bett tragen. Wie bitte? Ich weiß nicht, was Hilde dazu sagen wird. Mir macht so eine Maske jedenfalls keinen Spaß. Die soll aber wichtig sein. Wegen der Atemaussetzer. Ich sage, das muss ich mir noch überlegen. Nichts wie raus hier erstmal. Draußen treffe ich zwei Kumpels, die hier auch geschlafen haben und denen die dasselbe gesagt haben: Maske, muss sein. Die Schwester am Empfang sagt, hier bekommen alle Schnarcher die Maske. Die würde helfen. Und wenn ich so 'n Ding nicht will? Dann muss ich die trotzdem nehmen. Und auch jede Nacht tragen. Die Maschine misst, ob ich die Maske trage und auch wie viele Stunden. Es gibt auch modernere, etwas kleinere Masken. Meine Frage, ob ich damit auch auf dem Bauch schlafen kann, beantwortet sie mit einem Blick, der mir zeigt, was sie von mir hält. Immerhin redete sie überhaupt mit mir.

Meine Entscheidung steht: So eine Maschine kommt mir nicht ins Haus.

3. Kapitel | Bier und Korn (Hilde)

Es ist nicht mehr zum Aushalten. Manni schnarcht einfach zu laut. Da muss was passieren. Zugegeben, er ist ein lustiger Kerl. Wir lieben uns ja auch. Jedenfalls finden wir, dass wir immer noch gut zusammenpassen. Liebe ist etwas für junge Leute. Mit sechzig hat man sich doch aneinander gewöhnt. Und da darf man auch nicht zu viel erwarten.

Manni ist cool und ein guter Typ, der weiß, was er will. Ab und zu fahren wir mit dem Wohnwagen in Urlaub, da sieht man was von der Welt. Die Kinder sind aus dem Gröbsten raus, zwei Enkel sind auch schon da. Die sind meine größte Freude. Ab und zu kommen sie zu uns, dann bin ich richtig glücklich. Unsere Freunde sind auch okay, wir feiern gerne, und niemand beschwert sich über unser Gewicht. Manfred sagt immer mit Blick auf seinen Bauch: "Das ist kein Fett, das sind Geschmacksverstärker."

So isser nun mal, mein Manni. Er kann gut Witze erzählen, und mit unseren Freunden sind wir eine kernige Truppe. Es wird viel gegessen und noch mehr getrunken. Keine harten Sachen, nur Bier und auch mal ein Korn. Oder ein paar mehr. Wir Frauen trinken schon mit, aber gerne auch einen Wein.

Irgendwie muss man das Leben doch genießen, ist ja so kurz. Mit der Rente kommen die Krankheiten. Gerecht ist das nicht. Alle haben „Rücken", alle haben „Blutdruck", das ist normal. Herzgefäße haben wir auch, nur Horst und Willy hatten schon mal einen Herzinfarkt. Au weia, haben die gelitten. Gerade bei Horst war es ziemlich knapp. Seine Uschi hatte es richtig mit der Angst zu tun bekommen, Notarzt, Krankenhaus, Operation und so. Dann haben die Ärzte ihm viele Sachen verboten, vor allem das gute Essen.

Und die Kalorien. Auch das Bier. Wenn die Ärzte wüssten... Ich sag nur, von nix kommt nix. Horst hat inzwischen seine gute Laune wieder. Nur das mit dem Laufen, Physio, Sport, das wird nichts. Nach der Reha hatte er ein paar Kilo weniger. Aber die sind jetzt wieder drauf. Das Leben geht weiter.

Schade ist das mit dem Schnarchen. Alle Männer schnarchen, das erzählen wir Frauen uns in der Gruppe. Wir nehmen da kein Blatt vor den Mund. Wir sind ja befreundet. Entweder schlafen die Frauen vor den Männern ein, dann geht's. Oder wir flüchten ins Wohnzimmer. Bei Horst ist es anders: Die haben ein Gästezimmer. Ich will nicht, dass Manni auszieht, wir gehören doch zusammen. Deshalb habe ich ihn zum Arzt geschickt.

Das war vielleicht eine Pleite. Der hört „Schnarchen" und schickt ihn weg, in so ein Schlaflabor in der Kreisstadt. Die sagen, sein Schnarchen ist nicht gesund, und er muss eine Maske kriegen. Will er aber nicht. Wenn ich ehrlich bin, will ich auch keine Maske im Bett oder so eine schreckliche Maschine, die Manni mir im Internet gezeigt hat. Es läuft nicht mehr viel im Bett, aber was hat der Pfarrer damals gesagt? In guten wie in schlechten Zeiten! So isses. Ich halte zu Manni, und Manni hält zu mir. Bis dass der Tod uns scheidet. Punkt.

Manfred lebt gefährlich. Sein Bewegungsmangel, seine Essgewohnheiten, sein Alkoholkonsum und seine allgemeine Unvernunft bringen ihn in ein erhebliches Risiko.

Der Hausarzt wird ihn wegen seines sorglosen Lebenswandels vermutlich energisch ermahnt haben. Der Arzt im Schlaflabor hat die Versorgung mit einer Schlafmaske empfohlen; Manni kann sich dazu jedoch nicht entschließen. Alternativen zu der Maskenversorgung sind Manni offenbar nicht vorgeschlagen worden. Hilde hatte einmal von einem HNO-Arzt, Michael Jensen, gehört. Da wollte Manni aber nicht hin: „Die wollen doch nur operieren…" Das mag sein Eindruck sein; aber es sind nicht alle HNO-Ärzte gleich.

Es gibt mehrere Möglichkeiten der Behandlung des obstruktiven Schlafapnoesyndroms. Die Maskenbeatmung für die Nacht ist eine gute und sichere Methode. Wenn der Patient die Maske akzeptiert. Bei Manni lief alles schief. Weder ist ihm der Ernst seiner Krankheit bewusst noch kennt er Alternativen.

So wird Manfred eher früher als später eine deutliche Verschlimmerung seiner Atemaussetzer im Schlaf bekommen und dann Folgeerkrankungen, die er vielleicht nicht überleben wird. In seinem Umfeld wird die Trauer groß sein. Am Ende wird der Herzinfarkt oder der Schlaganfall als „Schicksal" hingenommen. Manfreds Geschichte zeigt, welch gefährliche Entwicklung das obstruktive Schlafapnoesyndrom nehmen kann, wenn von der Seite des Patienten (oder des Arztes) die guten Möglichkeiten der Behandlung nicht ausgeschöpft werden.

4. Kapitel | Nacht und Nebel (Vera)

Etwa seit meinem 24. Lebensjahr schnarchte ich. Damals wog ich zwar schon ein wenig mehr als für meine Körpergröße richtig sein sollte, aber ich war eine sehr gut aussehende schwarzhaarige Erscheinung aus gutem Elternhaus, und als Bankkauffrau hatte ich einen Beruf, in dem die Aufstiegschancen sehr vielversprechend waren. Das Schnarchen hielt sich in einem Rahmen, der meine jeweiligen Verehrer bislang keinesfalls irritierte. So war ich mit der persönlichen und beruflichen Entwicklung außerordentlich zufrieden und auch glücklich, als sich ein junger erfolgreicher Versicherungsmakler in mich verliebte, der in jeder Hinsicht perfekt zu mir passte. Mein Schnarchen störte ihn nicht, zumal er selbst auch schon ab und zu schnarchte, besonders nach gutem Essen mit noch besserem Trinken. Wir liebten beide die gute Küche; entweder kochte ich anspruchsvoll zu Hause oder wir gingen in die angesagten Restaurants in Düsseldorf. Das Leben war schön, und niemand konnte ahnen, welch ungewöhnliche Krankheit sich in mein Leben schlich.

Es begann mit einer Vergrößerung der linken Ohrspeicheldrüse. Die Ärzte vermuteten eine Entzündung. Die Entzündung reagierte auf die üblichen Maßnahmen jedoch nicht. Dann kamen Lymphknotenschwellungen am Hals dazu. Im Krankenhaus fiel dann bei einer Röntgenaufnahme eine Veränderung der Lunge auf. Sie sprachen von Tuberkulose oder einer anderen eher seltenen Krankheit. Tuberkulose war's nicht, es war die andere. Kortison sollte diese Geschichte in den Griff bekommen, viel Kortison. Das half am Anfang auch. Aber ich nahm sehr viel an Gewicht zu. Erst viel später erklärte mir ein neuer Arzt, dass man die Patienten auf die Gewichtszunahme deutlich hinweisen muss, damit sie eine Chance haben, durch Ausdauersport dagegen zu halten.

Das Schnarchen nahm stark zu. Mein Mann passte sich von der Figur her mir an, und wir schnarchten schließlich beide um die Wette. Dann begannen die Atemaussetzer. Wir mussten ins Schlaflabor und bekamen beide eine Atemmaske. Das war sehr gewöhnungsbedürftig. Inzwischen schliefen wir in getrennten Zimmern, das ging.

Es gibt außergewöhnliche Krankheiten, die einen Luftröhrenschnitt erforderlich machen, manchmal auch auf Dauer. Als meine Krankheit den Kehlkopf erreichte, der über der Luftröhre thront, schwoll der so stark an, dass ich langsam weniger Luft bekam. An Sport war nicht zu denken. Die Luftnot nahm immer bedrohlichere Ausmaße an. In der Klinik wurden Medikamente zur Abschwellung und Entzündungshemmung eingesetzt. Doch zeigte sich keine Besserung; und das Atmen fiel mir immer schwerer.

Es musste etwas geschehen. Die geschwollenen oberen Teile des Kehlkopfes sollten operiert werden, aber zur Sicherheit erst nach einem Luftröhrenschnitt. Man klärte mich über die Notwendigkeit und die Risiken ausführlich auf. Alle waren sehr nett zu mir. Ein sehr junger Arzt – Michael Jensen, schon damals Professor – kümmerte sich rührend um mich und erklärte alles genau. Nach der ersten schonenden Operation sprachen alle von einem guten Erfolg. Das Loch im Hals konnte zwei Wochen später wieder verschlossen werden. Leider ging die Schwellung einige Monate später wieder von vorne los, auch meine Luftnot. Es wurde sogar fast schon dramatisch, weil ich plötzlich zu ersticken drohte. In einer Nacht- und Nebelaktion – es gab tatsächlich Nebel in dieser Nacht – rief der Stationsarzt den Oberarzt Professor Jensen vorsorglich zur Notoperation von zu Hause in die Klinik. Die Luftröhre musste wieder eröffnet werden. Diese Operation konnte nicht in Narkose gewagt werden; ich bekam eine örtliche Betäubung und erlebte alles bewusst mit. Die Ruhe meines jungen Professors (ich glaube, ich darf ihn so nennen) war beeindruckend. Es vergingen keine zwei Minuten, bis ich wieder Luft bekam. Ich werde das überwältigende Gefühl nie vergessen, wieder normal atmen zu können. Mein Professor hatte immer einen apodiktischen Spruch drauf: „Wer im Notfall einen Luftröhrenschnitt bekommt, erlebt danach den Sauerstoff als süß.“ Später schloss sich eine weitere Operation zur Verkleinerung des Kehldeckels an. Diesmal blieb die Situation im Kehlkopf stabil.

Wer durch ein Tracheostoma (das Loch in der Luftröhre) atmet, wessen Atmung also eine „Abkürzung“ durch den Hals zur Lunge nimmt, schnarcht nicht, kann nicht schnarchen. Die Atemmaske brauchte ich deshalb nicht mehr. Aber das Tracheostoma musste anfangs durch eine Kanüle offengehalten werden. Das war nicht lustig. Die Kanüle musste ich selbst täglich wechseln. Es brauchte schon eine Zeit, das zu lernen.

Dann hatte sich die Krankheit so beruhigt, dass wieder der operative Verschluss des Tracheostomas anstand. Wieder saß mir der junge Michael Jensen gegenüber und wollte mich über die bevorstehende Operation aufklären. Ich fragte, ob mit einem neuen Aufflammen der Entzündung und der Schwellung im Kehlkopf zu rechnen sei; dann würde die ganze Prozedur doch wieder von vorne losgehen. „Das kann niemand ausschließen. Sie müssten bei den ersten Anzeichen der Störung beim Atmen sofort die Klinik aufsuchen.“ Ich wollte so etwas nie wieder erleben, auch nicht möglicherweise.

Ich schlug ihm vor, das „Luftloch“ zu belassen. Jetzt klärte er mich über die Nachteile eines permanenten Stomas in der Luftröhre auf. Ich ließ mich nicht beirren und bestand auf einem längeren Versuch, mit dem Stoma zu leben. Er willigte schließlich ein und versprach, für möglichst großen Komfort zu sorgen bei dauernder Sicherstellung der Atmung.

Das klappte. Seit etwa dreißig Jahren lebe ich nun mit meinem Tracheostoma. Es ist stabil, es ist sicher, es braucht schon lange keine Kanüle mehr zum Offenhalten. Es gibt eine Menge von medizinischen Hilfsmitteln, die mir erlauben, tagsüber am normalen Leben teilzunehmen. Niemand sieht das Loch im Hals unter dem schicken Halstuch. Ich atme normal durch den inzwischen „beruhigten“ Kehlkopf, ich kann sprechen, singen, rufen, duschen, schwimmen und auch schon mal husten.

Und nachts atme ich frei und leise. Schnarchen ist für mich ein Fremdwort. Und wenn mal eine Operation ansteht wegen der zugrundeliegenden Krankheit, dann schiebt der Narkosearzt seinen Tubus durch meine „Abkürzung“ zur Luftröhre.

Schnarchen? Was ist das?

Diese Patientin ist durch ihre seltene Krankheit schwer mitgenommen. Die Krankheit war selten und damals nahezu unbekannt; jetzt kennen wir die Krankheit gut. Aber selten ist sie noch immer. Deshalb werde ich mich immer an Frau Vera W. erinnern. Beeindruckend ist ihre Kraft, das Leben so anzunehmen, wie es eben ist. Ihre Fröhlichkeit, ihr Vertrauen in die Medizin, ihr ungebrochener Pragmatismus sind bewundernswert. Wir haben uns regelmäßig wiedergesehen, sie musste wieder und wieder an anderen „Herden" der Entzündung behandelt oder gar operiert werden. Nie war sie missmutig, nie haderte sie mit ihrem Schicksal, immer sprühte sie vor guter Laune und Witz. Ich weiß noch wie heute, mit welcher Sicherheit sie sich damals gegen den Verschluss des Tracheostomas wehrte. Wir haben diesen Weg dann gemeinsam eingeschlagen und regelmäßig überprüft, ob diese Richtung stimmt.

Ihre Lungenkrankheit machte ihr zwischenzeitlich sehr zu schaffen, auch das Kortison. Sie beschwerte sich nie, sie klagte nie.

Dann kam der Tag, an dem sie mir mitteilte, dass sie sich mit dem Gedanken trage, Mutter zu werden. Ihr Mann und sie seien sich einig in dem Wunsch, eine komplette Familie zu werden. Die behandelnden Ärzte hätten ihr abgeraten; eine Schwangerschaft und die Geburt seien zu gefährlich. Was ich darüber denken würde. Ich riet ihr zu. Das war mutig, ja. Aber ihr Wunsch war groß, ihre Zuversicht auch.

Sie hatte Glück. Ihre zwei Kinder kamen ohne jede Komplikation zur Welt. Und das Beste? Ihre Grundkrankheit zog sich während der beiden Schwangerschaften sogar zurück, wenn auch jeweils nur vorübergehend, leider. Als ich das auf einem Symposium einem Gynäkologen und Geburtshelfer erzählte, schaute der mich verständnislos an. Ich drängte ihn zum Nachdenken, ob nach dieser Erfahrung eine hormonelle Behandlung gegen diese seltene Erkrankung eine Lösung sein könnte. Keine Reaktion.

Diese Patientin wird nie mehr schnarchen. Sie hat einen Weg gefunden, mit ihrer Situation gut zurecht zu kommen.

4. Kapitel | Nacht und Nebel (Resümee)

Es handelt sich um einen krassen Sonderfall. Die Patientin erlebte durch ihre Grunderkrankung mit Luftröhrenschnitt, wie durch die Abkürzung über ein Tracheostoma die Atmung garantiert werden kann. Natürlich ist ein Luftröhrenschnitt kein übliches Mittel zur Behandlung des Schnarchens oder des obstruktiven Schlafapnoesyndroms. Auf der anderen Seite gehört die Erwähnung dieser seltenen und außergewöhnlich sicheren Methode auch in dieses Buch.

Mich nervt die nimmermüde Konkurrenz. Wie sagte unser Lateinlehrer? Lupus homo homini: Ein Wolf ist der Mensch dem Menschen.... Ja, der Dativ. Warum benehmen sich die Leute so anspruchsvoll kultiviert, um im nächsten Augenblick wie ein Raubtier über den Mitbewerber herzufallen, jede Gelegenheit zur Attacke zu nutzen?

Als weithin bekannter Regisseur führe ich das arbeitsreiche, aber auch privilegierte Leben eines Prominenten. Gudrun spricht sogar von Huldigung, wenn das Publikum, die Freunde und natürlich auch die Medien in ihren Kritiken überschwänglich von einem „Stern am Theaterhimmel" reden.

Dafür muss ich aber auch Leistung bringen. Während der Autor des Stückes ursprünglich den Stoff für die Geschichte lieferte, ist die Regie für die Interpretation verantwortlich, auch und besonders für die Übertragung ins Heute. Dazu kommt eine große Mannschaft vom Intendanten über die Schauspieler und Sänger bis zur Beleuchtung – wir sind am Theater ein sehr großes Team -, aber der Regisseur steht für die Idee, die kreative Art der Aufführung, für alt oder neu, für angepasst oder provokativ, für gefällig oder mitreißend.

Der Erfolg eines Stückes und damit auf längere Sicht des Hauses hängt also zu einem Großteil von einer im besten Fall Aufsehen erregenden Regie ab. Mein Stil der Interpretationen garantiert diesen Erfolg. Das ist Arbeit. Das ist konsequente Umsetzung meines jeweiligen Konzepts, und das geht nur, weil ich unermüdlich allen Beteiligten kompromisslos meine Linie vorgebe, erkläre, kontrolliere und verbessere. Fast wie ein Politiker auf einem Parteitag, sagt Gudrun.

Eine weitere Aufgabe in meinem Beruf ist die Außendarstellung. Der Ruf unseres Hauses hängt eben nicht nur von der Qualität unserer Stücke ab, sondern auch von der Wahrnehmung durch das Publikum und nicht zuletzt von der Aufnahme durch die Medien. Kritiken sind außerordentlich wichtig in diesem Geschäft, gute Kritiken sind am wichtigsten. Aber auch nicht so gute Besprechungen können hilfreich sein. Am schlimmsten sind fehlende Kritiken. Kommt ein Theater im Feuilleton nicht vor, machen sich Intendanz und Regie Sorgen.

Nichtbeachtung unseres Hauses kommt nicht vor, solange ich für die Regie verantwortlich bin. Wenn auch hin und wieder ein wenig brummig, bewege ich mich doch gerne und sicher in den Kreisen des Kulturbetriebs und der Medienschaffenden. Die Pflege von Freundschaften, der Austausch von Informationen, die gegenseitige Unterstützung im Bedarfsfall – und gelegentlich auch die Inszenierung eines kleinen Skandälchens – sind oft das „Salz in der Suppe“ und nicht zu unterschätzen, wenn es darum geht, ein Theater im Gespräch zu halten. Denn die Konkurrenz schläft nicht... Und dann sind da noch die Geldgeber des Musiktheaters, die öffentliche Hand und private Vereine. Auch die Geldgeber wollen nicht nur Ergebnisse, sondern Erfolg. Alle beobachten uns. Niemand schläft.

Doch Schlaf ist wichtig. Ohne gesunden Schlaf fehlt die nötige Energie für die Aufgaben des Alltags. Wie soll ich eine herausragende Performance liefern, wenn ich mich nicht ausreichend erhole? Müdigkeit bedeutet Schwäche. Und Schwäche kann ich mir in diesem Beruf nicht leisten.

Zuerst wiesen mich einige meiner persönlichen Freunde darauf hin. Sie stellten vorsichtig Fragen, wie es mir gehe, ob ich ein Problem habe, ob zwischen Gudrun und mir alles in Ordnung sei. Klar ist alles in Ordnung.

Aber sie meinen es gut mit mir. Die Freunde spüren ein Nachlassen der Spritzigkeit, des Feuers, des Witzes.

Sie haben ja recht. In letzter Zeit lasse ich nach. Ganz allgemein. Und auch ganz speziell. Ganz allgemein fehlen mir manchmal die zündenden Ideen, die Wachheit, und auch das Durchhaltevermögen. Mich beunruhigt bei längeren Phasen des Probens, der Gespräche, sogar auch beim Feiern eine leichte Müdigkeit, manchmal auch eine große Müdigkeit, ein erlahmendes Interesse, fehlende Konzentration. Und das mir, der ich schwache Leistungen bei anderen gnadenlos anspreche, verfolge, kritisiere.

Im Speziellen lasse ich auch nach. Ganz im Privaten. Im Privatesten sogar. Dass ich eine kräftige Statur aufweise, gehört zu meinem Markenzeichen wie auch mein inzwischen ergrauter Vollbart, der mein eher rundliches Gesicht vorteilhaft umrahmt. Tatsächlich soll mein Bart in erster Linie das voluminöse Doppelkinn verbergen. Meine Gudrun hat mein Bauch nie gestört. Auch nicht im Bett. Wirklich gestört hat sie sich an meinem lauten „fürchterlichen" Schnarchen. Wir schlafen deshalb seit zehn Jahren schon in getrennten Zimmern, das ist in unserem großen Haus auch kein Problem.

Ein Problem ist meine nachlassende Standfestigkeit im Bett. Gudrun war immer ausgesprochen lieb zu mir; kleine Anlaufschwierigkeiten überspielte sie stets mit großem Geschick. Aber inzwischen sind ihre Bemühungen nur noch mäßig erfolgreich. Sie erfüllt mir gerne alle meine Wünsche, fragt mich nach Ausgefallenem, überrascht mich mit eigenen Initiativen; aber meine Flamme erlischt mehr und mehr und lässt sich nun immer mühsamer durch frischen Wind anfachen – oder anblasen.

Das Schicksal meint es also nicht gut mit mir. Zu der Müdigkeit gesellt sich nun auch eine Art allgemeiner Missmut. Und inzwischen beginnt der Stern am Regiehimmel zu sinken. Langsam zwar, aber zum Horizont ist es nicht mehr weit. Mir bleiben die Bemühungen und Attacken meiner Konkurrenten auch nicht verborgen. Wie gesagt, die schlafen nicht.

Regelmäßig alle zwei Jahre gehe ich zum medizinischen Check up. Mein Hausarzt untersucht mich gründlich, setzt die üblichen bildgebenden Verfahren wie Ultraschall, Kernspintomographie und auch mal Computertomographie ein, macht einige Blutuntersuchungen und führt mit mir abschließend wie jedes Mal ein ausführliches Gespräch. Dieses Mal fällt mir bei allen Schmeicheleien und nach meinem Versprechen, ihm und seiner Gattin wieder Freikarten zu schicken, ein neuer Unterton in seiner Stimme auf. Die schlechten Cholesterinwerte könne er mit Medikamenten einigermaßen ausgleichen, auch den Blutdruck. Mein Übergewicht sei allerdings inzwischen zum Risiko geworden. Das Elektrokardiogramm unter Belastung auf dem Fahrradergometer sehe auch nicht gut aus; er mache sich Sorgen um den Zustand meiner Blutgefäße, insbesondere auch der Herzkranzgefäße. Ich solle doch besser mal zum Kardiologen gehen. Er würde mir einen ausführlichen Brief mitgeben.

Der Kardiologe wurde noch ernster. Nach aufwändigen Untersuchungen eröffnete er mir, dass zwei Gefäße des

Herzens durch Plaques so sehr eingeengt seien, dass er dringend zu einer Erweiterung mit Stenteinlagen raten würde. Er fragte auch nach dem Schnarchen. Ich bejahte wahrheitsgemäß. Ob ich Atemaussetzer im Schlaf habe. Keine Ahnung.

Nach den erfolgreichen Stenteinlagen musste ich dann ins Schlaflabor. Angenehm war der Schlaf dort nicht. Vor allem musste ich in der zweiten Nacht wegen der festgestellten Apnoen (das sind also doch Atemaussetzer) eine Maske tragen. Beim Abschlussgespräch erklärte der Lungenfacharzt, dass diese Atemmaske alternativlos sei.

Ich bekam die Atemmaske, wurde in ihren Gebrauch eingewiesen und fügte mich in mein Schicksal. Sympathisch ist eine solche Maske mit der Beatmungsmaschine nicht gerade. Aber was tut man nicht alles für seine Gesundheit?

Exakt in diesem Moment trat die junge Bewerberin Jennifer in mein Leben. Sie war Schauspielerin, wollte jetzt ins Regiefach wechseln. Sie würde gern bei mir als Regieassistentin anfangen. Eigentlich war für sie keine Stelle vakant. Ich wollte anfangs ablehnen, konnte ihr den Wunsch aber nicht abschlagen, „neben Ihnen arbeiten und von Ihnen alles lernen“ zu wollen. Sie ist eine ausgesprochen hübsche Erscheinung mit einer ziemlich jugendlichen Figur. Ihr pechschwarzes wildes Haar wurde bei jedem Schütteln des Kopfes – etwa alle zwei Minuten – noch ein wenig wilder. Ihre großen dunklen Augen suchten von Anfang an ständig meinen Blick. Diese Frau umweht der Duft des Abenteuers.

Sie wich mir also nicht mehr von der Seite. Ich fühlte mich wegen der nächtlichen Atemmaske am Tage deutlich frischer, weniger müde und auch unternehmungslustiger. Und sicher lag meine gute Stimmung auch an Jennifer.

Jennifer hat ein großes Talent für die Auffassung der Stücke. Während ich die Opern oder Theaterstücke aus der Erfahrung – von zeitgenössischen Stücken abgesehen – schon weitgehend auswendig kannte, musste sie sich immer erst in den Originaltext und die Handlung einlesen und hineindenken. Sie sah nach der Lektüre sofort ihre eigenen Szenen und Bilder, völlig unbelastet von bisherigen Aufführungen. Bei den laufenden Proben konnte sie ihre eigenen Vorstellungen nur schwer vergessen. Nach der Probe trug sie mir unter vier Augen ihre Ideen vor, und ich musste immer wieder anerkennen, wie ungewöhnlich und dennoch zielgenau passend ihre Anregungen waren. Ihre Gedanken waren neu. Sie nutzte auch schnell alle Möglichkeiten, die Technik, Kostüme und auch Licht hergeben können. Wenn ich einwandte, diese Effekte seien nicht umzusetzen, bewies sie mir spätestens am nächsten Tag das Gegenteil. Sie lernte schnell und sicher, und mehr und mehr überflügelte ihre Kreativität die meine.

Jennifers Einfluss auf die Inszenierungen blieb nicht verborgen. Wenn Bühnenbildner oder Techniker meine neuen Anweisungen nicht auf Anhieb verstanden, platzten die richtigen Details auch schon mal aus ihr heraus. Drei klare Sätze, und die Mitarbeiter wussten, was zu tun war, und warum.

Jennifer sorgte für einen Ruck am Theater, der den Stücken guttat. Die Kritiken lobten Kreativität, die neue Sichtweise auf das Sujet und eine Art von Jugendlichkeit in der Auffassung des Stückes.

Mein Stern nahm eine neue Richtung: Kurs Eklipse. Die Stimmung besserte sich bei mir und auch im Team. Jennifer war zweifellos eine Bereicherung für unser Haus. Ab und zu übertrug ich Jennifer die Leitung der Proben, wenn ich verhindert war oder schlicht zu müde. Diese Aufgaben übernahm sie gerne und mit großer Konsequenz und Durchsetzungskraft. Hin und wieder bestand sie darauf, dass sie in diesen Fällen auf dem Probenplan schriftlich für die Regie, nicht für die Assistenz, eingetragen wurde. „Dann gehorcht die Mannschaft besser."

Ich fand (und erfand) inzwischen Gründe für auswärtige Termine, die alle beruflich oder durch gute Freunde veranlasst waren. Jennifer begleitete mich auch auf diesen Reisen. Und es dauerte nicht lange, bis ich ihre Angebote nicht mehr ausschlug. Ich fühlte mich auch geschmeichelt.

Diese junge Frau ist wie ihr Haar: dunkel, wild und immer in Bewegung. Für meine leicht angeschlagene Seele ist sie die passende Therapie. Ein Jungbrunnen. Und sie hat Feuer, Phantasie und Ausdauer. Ich blühe auf. Zum Schlafen komme ich nachts nur wenig, erst am frühen Morgen verabschiedet sie sich „zum Laufen"; zu mir sagt sie dann, ich solle mich jetzt ausschlafen. Dieser Schlaf reicht nicht ganz, zumal ich meine Atemmaske niemals mitnehme auf Reisen. Wenn ich nun am Tage oder gegen Abend müde werde, weiß ich immerhin warum. Mein Leben ist nun voller Abenteuer und Erfolg, die Anstrengungen gehen allerdings an meine Grenzen.

Es kam, wie es kommen musste: In einer Nacht mit Jennifers Feuerwerk aus Tausendundeiner Nacht überfiel mich vorzeitig die Müdigkeit, und es passierte, was ich bislang tunlichst hatte vermeiden können: Ich schlief an ihrer Seite ein.

Wir saßen zusammen beim Frühstück und plauderten. Jennifer wollte heute nicht laufen. Stattdessen sprach sie mich direkt auf das Schnarchen an. „Du hast ein veritables Schnarchapnoesyndrom“, diagnostizierte sie mit fester Stimme. „Du musst etwas unternehmen!“ Sie kannte sich aus. „Mein Stiefvater hatte früher auch so entsetzlich geschnarcht.“ Sie hatte tatsächlich „entsetzlich“ gesagt.

Kleinmütig erzählte ich ihr von der Atemmaske. Sie verzog unwillig das Gesicht. Sie würde das nicht akzeptieren. Es gäbe doch auch andere Möglichkeiten, Operation oder so. Durch ihren Stiefvater kannte sie einen Professor namens Michael Jensen.

Dieser Name war mir aus früheren Zeiten gut bekannt. Vor etwa zwanzig Jahren hatte ich ihn zuletzt gesehen. Obwohl wir damals recht gut befreundet gewesen waren, hatten wir uns bald aus den Augen verloren. Es wäre mir unangenehm, ja fast schon peinlich, ihm meine Geschichte zu erzählen.

Jennifer schlug mir daraufhin eine große HNO-Klinik in der Nachbarstadt vor. Dort wurde ein Schlafscreening durchgeführt, obwohl ich das Ergebnis der Untersuchung aus dem Schlaflabor dabei hatte und vorlegte. Danach schlug man mir eine Operation der Mandeln, des Gaumensegels und eine „Nadelbehandlung“ des Zungengrundes vor. Ich willigte ein. Die „Tabletten zur Gerinnungshemmung“ durfte ich inzwischen absetzen; nach den Stents war genügend Zeit vergangen.

Der Intendant hatte mich just zu diesem Zeitpunkt zu einem Strategie-Gespräch „über die Zukunft des Theaters“ gebeten. Der vorgeschlagene Termin kollidierte ausgerechnet mit dem der geplanten Operation, weshalb ich absagen musste. Ich übertrug Jennifer für diese Zeit die Aufgabe meiner Vertretung.

Die Operation war für mich eine große Belastung. Wegen des Schlafapnoesyndroms musste ich die zwei Nächte nach der Operation auf der Intensivstation des Krankenhauses verbringen. Diese Nächte werde ich mein Lebtag nicht vergessen: Es ist dort unglaublich laut, wie auf einem Bahnhof. Ärzte und Schwestern wuseln umher, die Geräte piepsen, brummen, röcheln, klappern ständig. Gelegentlich gibt eines der Geräte Alarm, und das Personal kommt gelaufen und hantiert, ruft, holt, gibt Spritzen, intubiert und so weiter. Nach zwei Tagen und Nächten komme ich auf die Normalstation mit Einzelzimmer und Besuch. Jennifer hatte rücksichtsvoll verzichtet, so dass Gudrun nun an meinem Bett sitzt und mich bedauert. Die Schmerzen sind erheblich. Es gibt auch Medikamente, die mir wenigstens das Schlucken erlauben.

Gudrun hatte mich gefragt, ob sie mir etwas mitbringen solle, und ich hatte gewitzelt: „eine Süddeutsche, aber bitte nichts zum Lesen!" Gudrun verstand den Spruch nicht, so reicht sie mir nun die Zeitung. Wie immer überfliege ich die Schlagzeilen und blättere dann sofort zu den Kulturnachrichten. Die Schlagzeile trifft mich wie ein Blitz:

„Starregisseur mit sofortiger Wirkung abgesetzt!
Karl W. wegen Mandeloperation im Krankenhaus."

In diesem Augenblick muss ich sterben. Ich lasse die Zeitung sinken und fasse an meine Brust. Reden ist nicht möglich. Gudrun bekommt Angst. „Was ist passiert?!"

Sie nimmt die Zeitung und überfliegt den Artikel, blättert um und schaut auf die Photos. Der Intendant hatte die

Entscheidung „nach intensiven Diskussionen“ gefällt: „Wir brauchten dringend einen Neuanfang.“ Unter einem Bild steht nur „Der Intendant und seine neue Regisseurin und Partnerin Jennifer H.“

„Kennst du eine Jennifer H.? Hübsche Person.“
„Zeig mal!“

Es dauerte mehr als ein Jahr, bis ich mich von dem Tiefschlag erholt hatte. Jennifer sah ich nie wieder, auch nicht, als ich zu einer Jubiläumsfeier des Theaters eingeladen wurde.

Eines Tages besuchte mich unangemeldet mein Freund Michael Jensen. Er war auf der Durchreise und wollte mal kurz vorbeischauen. Wir verstanden uns sofort wieder wie früher, und nach einiger Zeit traute ich mich, ihm meine jüngere Lebensgeschichte zu offenbaren. Herr Jensen hörte sich die Einzelheiten mit erkennbar gesteigerter Aufmerksamkeit an.

„Karl, du tust mir leid. Dir wurde übel mitgespielt.“
„Ich weiß.“
„Ich frage mich, warum du damals nicht am Kiefer operiert worden bist.“
„Wieso? Was für eine Operation soll das sein?“
„Lass es mich so sagen: Hinter deinem Bart verbirgt sich dein stark fliehendes Kinn. Ich kenne deine Gesichtsproportionen aus der Zeit, als du noch keinen Bart trugst. Bei deinem stark zurück liegenden Kinn – wir nennen das Retrogenie – wäre eine Vermessung des knöchernen Gesichtsschädels angezeigt gewesen. Das Potenzial einer Umstellungsosteotomie und damit die Chancen auf eine Heilung wären in deinem Fall besonders groß gewesen. Das wäre für die Mund-, Kiefer- und Gesichtschirurgen ein

aufwändiger, aber routinierter Eingriff gewesen. Du hättest dir sowohl die Maske als auch die Operation an Mandeln und Gaumensegel sehr wahrscheinlich sparen können. Dein Bart kaschierte diese besondere Eigenart deiner Gesichtsproportionen. Schade, wirklich schade."

Ich wollte ursprünglich Schauspielerin werden. Nach der Schauspielschule hatte ich bald ein gutes Engagement an einem renommierten Sprechtheater. Ich war so hübsch und begabt, dass ich schnell die passenden Rollen erhielt. Ich hätte dort meine Karriere erfolgreich fortsetzen können, wenn unser Regisseur nicht so ein rückständiger verknöcherter Dummkopf gewesen wäre. Seine Inszenierungen waren alle „von gestern". Wir gerieten oft in Diskussionen, laute Diskussionen und später auch in Streit. Das konnte nicht gutgehen. Er wollte meine Ideen und Vorschläge nicht umsetzen und später auch nicht mehr anhören. Die Arbeit wurde am Ende unerträglich. Einmal fuhr er mich an: „Sie sind hier Schauspielerin, nicht die Regisseurin!" Er hatte zweifellos recht. Das brachte mich auf die Idee: Ich beschloss, den Beruf zu wechseln.

Es war tatsächlich ein Zufall, dass ich zu Karl W. ans Musiktheater ging. Sein guter Ruf war mir wohlbekannt. Und so legte ich mich mächtig ins Zeug, um ihn für mich einzunehmen. Ich lernte viel und schnell von ihm und wurde bald eine wichtige Stütze der Regie. Meine Vorstellungen von Regie waren allerdings ganz anders. Ich machte Vorschläge, die er auch hin und wieder übernahm.

Es dauerte nicht lange, bis mich der Intendant zu sich rief und mir mitteilte, dass er mich beobachtet habe und meine Qualitäten außerordentlich schätze. Aus mir könne mehr werden. Mit der richtigen Protektion – dabei zeigte er auf sich – würde einer glänzenden Karriere nichts im Wege stehen können. Gar nichts, betonte er. Ich verstand.

Ich musste ihm jetzt erklären, dass mein Verhältnis zu Karl nicht nur beruflicher Natur war. Er wurde neugierig und stellte viele Fragen, auch sehr private Fragen. Daraus entstand ein hoch erotischer Dialog. Ich spielte mit und wurde sehr freimütig. Seine Stimme veränderte sich verräterisch. Seine Erregung nahm weiter zu, als ich nicht mehr über Karl sprach, sondern jetzt nur noch Details über mich und meine Regie-Qualitäten im Bett ausplauderte. Die Einzelheiten wirkten wie geplant, und sie brachten ihn um den Verstand. Ich fragte nur noch, ob er sein Büro auch abschließen könne. Es war um ihn geschehen, alles lief wunderbar, wir mussten nur auf die Lautstärke achten; draußen vor der Tür sollte niemand etwas bemerken.

Gemeinsam schmiedeten wir dann den Plan zur „Machtübernahme". „Du bist eine gute Schauspielerin, dieses Talent ist in der Politik wie am Theater von unschätzbarem Wert." Er wusste von der Atemmaske, Karls Frau hätte ihm vor einiger Zeit davon erzählt, dass Karl Schnarcher sei. Sie hätte Karls Schwächen erklären und entschuldigen wollen.

Der Rest war einfach. Ich fuhr mit Karl noch einige weitere Male auf Reisen und überforderte ihn im Hotel gezielt und systematisch. Nach der Aussprache über seine Maske verabredete ich dann den Operationstermin; und kaum stand der fest, lud mein neuer Freund zum Strategie-Gespräch über die Zukunft des Theaters. Der Rest stand dann in der Zeitung.

Mein neuer Partner, der Intendant, ist jünger als Karl, aber eigentlich ein ebenso mieser Charakter, dem die eigene Ehefrau nichts bedeutet und der genau wie Karl in Personalfragen „über Leichen geht". Ich werde auch bei ihm nicht lange bleiben.

Er sollte sich in Acht nehmen.

Der überaus erfolgsverwöhnte Karl musste einen spektakulären Absturz seiner glänzenden Karriere erleben, mit dem niemand – und am wenigsten er selbst – hatte rechnen können. Eine entscheidende Rolle spielte sein obstruktives Schlafapnoesyndrom, das hier eine besondere Ursache hatte: die ausgeprägte Retrogenie, das „fliehende Kinn". Eine Umstellungsosteotomie wäre eine sehr elegante und sicher wirkungsvolle Therapieoption gewesen – hätten die behandelnden Ärzte im Schlaflabor und später auch in der Hals-, Nasen- und Ohrenklinik diese Diagnose nur bedacht. Tatsächlich sollte ein Vollbart verbunden mit einem typisch runden Gesicht bei einem Patienten mit deutlichem Übergewicht und obstruktivem Schlafapnoesyndrom (OSAS) diese Differenzialdiagnose wenigstens nahelegen. Eine einfache Vermessung der Proportionen des Gesichtes hätte gegebenenfalls die Grundlage für einen Eingriff sein können, der zwei große Vorteile bietet: die deutlich ansprechendere äußere Kontur des Gesichtes und die Beseitigung des OSAS mit der starken Reduktion der Tagesmüdigkeit und auch der anderen Risiken wie Impotenz, Schlaganfall oder Herzinfarkt.

Der Rest war großes Theater.

Die Geschichte von Karl ist hier immer noch nicht zu Ende. Drei Jahre später erlitt Karl einen Schlaganfall, den er glücklicherweise mit eher geringen Folgen überlebte.

6. Kapitel | Welch ein Durchbruch (Lucas)

Ich verstehe etwas von meinem Fach, und so habe ich auch hinreichend Erfolg. Dazu kommt, dass ich über eine gehörige Portion Humor verfüge, was mir auch viele Türen öffnet. Mein oberstes Prinzip lautet aber: nicht anecken!

Ich verstehe mich gut mit dem Eigentümer unserer großen Firma hier in Australien, das hilft. Er mag den Humor auch, allerdings nur im Privaten und im Stillen. Unser oberster Chef riecht Unterwürfigkeit auf eine Meile Entfernung; wahrscheinlich weil er ständig mit diesen Ausdünstungen zu tun hat. Wer das weiß, tut gut daran, die Sachlichkeit und Ernsthaftigkeit ganz nach vorne zu stellen.

Meine Mitarbeiter sind unverzichtbar für meinen Erfolg. Und doch muss ich „die Linie vorgeben", sonst gäbe es Chaos. Als Direktor bin ich in meinen Anweisungen klar und deutlich; auf der anderen Seite verbreitet mein Humor eine eher fröhliche Grundstimmung, die gut fürs Arbeitsklima ist.

Außerhalb des Berufes bemühe ich mich gerne und auch nachdrücklich um die Schwächeren in unserer Gesellschaft. Mein Engagement in meiner Stiftung ist für mich eine gute Plattform, und meine private wie auch die berufliche Umgebung honoriert es mit Wohlwollen und gelegentlich auch Hochachtung. Sagt auch Grace, meine Frau.

Meine Frau und Mutter unserer drei heranwachsenden Mädchen wirkt lieber im Hintergrund, zieht aber gerne die Fäden. Ihre Prinzipien sind „Glück in der Familie und Erfolg im Beruf"; ich ergänze noch „... meines Mannes". Sie stammt aus gutem Hause und legt entsprechend Wert auf sichere Kontinuität. Damit kann ich leben. So komme ich auch niemals in Versuchung. Das hat auch was.

Ein befreundeter Arzt aus Übersee, aus good old Germany, kommt ab und zu hier in down under vorbei. Er heißt Michael Jensen und ist Spezialist für alles rund ums Schnarchen. Wir haben immer eine Menge zu erzählen. Neulich schauten wir uns gemeinsam eine Folge einer Netflix-Serie an. Danach nahm er mich beiseite und wies mich diskret darauf hin, dass ich mitten im Film eingeschlafen sei. Der Film war wohl langweilig gewesen. Michael sagte, das habe ihm Gelegenheit gegeben, mein Schnarchen eingehend zu studieren. Er sprach von Strukturen im Hals und warnte mich vor den Atemaussetzern.

Ich wandte ein, dass ich von der vielen Arbeit ermüdet sei. Diesen Satz überhörte Michael geflissentlich und sagte nur eindringlich: „Lucas, pass bitte gut auf dich auf!"

Wenig später hielt Michael seinen geplanten Vortrag vor der wissenschaftlichen Gesellschaft. Dieser Vortrag war der Anlass für die Reise ans andere Ende der Welt gewesen. Das Thema war die Therapie des Schnarchens, „Standards or Open Rules" oder so ähnlich. Grace und ich begleiteten ihn. Nachher beim Essen zu Hause eröffnete Grace das Gespräch mit dem Satz: „Michaels Vorträge sind amüsant, und außerdem hat er recht. Schatz, du schnarchst inzwischen fürchterlich, und ich bekomme oft Angst. Es wäre doch schrecklich, wenn dir ein Herzinfarkt oder etwas anderes passieren würde. Du musst etwas unternehmen. Du bist in letzter Zeit auch wirklich sehr müde, auch am Tage. Tu irgendwas!"

Das war ihre unmissverständliche Art. Wochen später hatte ich einen Termin beim Lungenfacharzt mit einem

Schlaflabor. „Sie haben ein gefährliches Schlafapnoesyndrom; Sie brauchen eine Atemmaske für die Nacht."

Das sollte also die Lösung sein. Ich nahm das Gerät mit Schlauchsystem und Maske mit nach Hause. Grace machte Augen. Sie sah erschrocken aus. „Ist das Ding dein Ernst?"
„Es gibt keine Alternative."

Pause. Lange Pause. „Wir werden es versuchen. Ich werde es versuchen."

Die Maschine ist nicht schön und sie macht Geräusche. Gar nicht mal so sehr laute Geräusche, aber doch Geräusche. Lärm ist nicht nur eine Frage der Lautstärke, sondern auch der Psychologie. Wenn in der Ferne Tennis gespielt wird, kann das Plopp-Plopp für einen Tennis-Nichtfan eine Qual sein und ihn am Mittagsschlaf hindern. Wenn der Lotto-Hauptgewinn in Münzen ausgezahlt würde und die LKWs den Millionenbetrag mit dröhnendem Rauschen und Klimpern aufs Grundstück schütten würden (ist ja nur ein Beispiel), dann wären die lauten Geräusche „Musik in den Ohren".

Die nCPAP-Maske macht keine Musik in unseren Ohren. Ich kann zwar gut schlafen, meine Frau fühlt sich aber massiv gestört.

Auf der anderen Seite merke ich den positiven Effekt der nächtlichen Beatmung sofort. Am Tage bin ich munter, unternehmungslustig und charmant wie früher. Das merkt auch Grace.

„Ich verstehe, dass die Maske dir hilft und dass sie deshalb nötig ist. Aber die macht Lärm, den ich nicht aushalte. Ich hab's wirklich versucht. Wenn wir die Maske behalten, dann musst du dir woanders ein Bett suchen. Ich hätte dich natürlich gerne hier bei mir im Bett, aber nicht die Maschine."

Jetzt herrschte eine angespannte Stimmung, die ich von ihr nicht kannte. Ich musste eine Lösung finden. Ich telefonierte mit Michael Jensen. Eigentlich wollte ich mich nach Alternativen für die Maske erkundigen. Natürlich gäbe es grundsätzlich eine Menge von Alternativen. Doch er hatte eine probate Lösung. Ein gut befreundeter Patient in Deutschland hatte mal eine geniale Idee verwirklicht, die für mich vielleicht auch in Frage kommen könnte.

Die Idee war der Durchbruch. Wenn ich weiter bei Grace schlafen will, sie die Maschine und die Geräusche aber nicht tolerieren kann, dann, ja dann gab es nur diese logische Lösung: Ich muss bei ihr bleiben, und die Maschine muss raus. Das war's.

Zuerst musste geklärt werden, wie lang das Schlauchsystem sein darf. Dann wurde der Durchbruch zum Nachbarzimmer in Auftrag gegeben. Schließlich ließen wir den Durchbruch mit den Schläuchen darin schalldicht verbergen. Und fertig war die Lösung. Die Maschine steht im Nachbarzimmer, die Maske setze ich nachts im Bett auf. Ich liege bei Grace, der „Lärm" bleibt draußen.

Und wenn wir Lust auf Sex haben, dann hat die Maske im Bett nichts zu suchen.

So sind jetzt alle zufrieden. Der Durchbruch eben.

6. Kapitel | Welch ein Durchbruch (Grace)

Bei uns sollte es nie Überraschungen geben. Dafür sorge ich. Planung ist alles. Negative Überraschungen schließe ich aus, indem ich wachsam bin und mögliche Gefahren im Vorfeld mit meinem Mann bespreche. Schlimme Schicksale erlebe ich hin und wieder bei Freunden und Kollegen meines Mannes. Lucas ist erfolgreich, überwiegend fröhlich, er hat Humor. Und er ist häuslich, konservativ und treu. Und bei den anderen Paaren passieren immer wieder Katastrophen, die ich nicht aushalten würde. Hier geht eine Firma pleite, da verlässt ein Mann seine Frau, ein lieber netter Freund verzockt sein Vermögen an der Börse, eine Sekretärin bekommt ein Kind vom Vorstand...

Mein Mann würde so etwas nie tun.

Und so funktioniert unser Leben vernünftig. Wir sind zufrieden. Wir gehen herzlich miteinander um. Aber wenn Lucas mal zu viel trinkt, dann blocke ich: „Mein Mann dankt."

Unser Privatleben wird bestimmt durch seinen Beruf als CFO in der großen Firma. Er ist da für die Finanzen zuständig. Das ist auch Privatleben, denn Geld ist immer privat, und die Finanzen müssen immer vorrangig geplant werden, auch daheim. Daneben haben wir drei Töchter, die ich als „vielversprechend" bezeichnen möchte. Sie stellen beruflich etwas dar, sie sehen ordentlich aus und werden eines Tages angemessen heiraten. Überraschungen sollten ausgeschlossen sein. Sagte ich das schon? Macht nichts, das kann nicht oft genug wiederholt werden.

Das Schnarchen kam dann doch ungeplant und unangenehm in unser Leben. Anfangs eher leise, konnte ich es gut ertragen. Lucas trinkt ja gerne Alkohol, besonders guten Rotwein, den unsere Freunde auch so schätzen. Der Wein bekommt ihm auf Dauer aber nicht gut. Zu viel Wein macht müde, schlaff und ruiniert langsam die Figur. Dann schreitet das Schnarchen auch schneller voran. Es wurde dann auch schon ungemütlich im Schlafzimmer. So etwas war in meinem Leben, also in unserem Leben, nicht vorgesehen.

Nach dem Vortrag von Prof. Jensen war ich alarmiert. Ich registrierte bei den anderen Zuhörern die gleichen Emotionen. Offenbar kannten sie alle die angesprochenen Symptome, die der Vortragende uns so plastisch vor Augen führte. Da ich meinen Lucas nie verlieren will, musste sein Schnarchen behandelt werden. Es wird doch eine Therapie dagegen geben.

Als Lucas dann allerdings mit der Schlafmasken-Maschine nach Hause kam, war ich irritiert: Sowas kann ich mir in unserem Schlafzimmer nicht vorstellen. Er war schon ein wenig verunsichert, als ich ihm nach der ersten schlaflosen Nacht mit dem Auszug „drohte".

Diese Maschine passt nicht zu mir, nicht zu meinem Mann, nicht zu unserem Bett, nicht zu meinem Schlaf. Aber er profitiert davon. Er schläft jetzt erholsam. Und nun?

Lucas fand dann mit Michael Jensen die Lösung, den Durchbruch. So geht es. So kann ich auch wieder schlafen, und Lucas auch. Und tagsüber ist er auch wieder leistungsfähiger. Und an manchem Abend auch.

6. Kapitel | Welch ein Durchbruch (Resümee)

Diese zwei australischen Freunde kenne ich schon seit langem. Wir sehen uns zwar nur selten, aber dann ist die Freude umso größer. Diese Geschichte zeigt, dass eine Atemmaske für die Nacht nicht nur eine medizinisch gute und sinnvolle Lösung sein kann; die Maske kann auch im gemeinsamen Ehebett toleriert werden; auch von einer eher bestimmend auftretenden Ehefrau wie Grace. Der Trick mit dem Durchbruch durch die Schlafzimmerwand stammt von einem deutschen Freund. Wann immer ich Vorbehalte auf Seiten der Bettpartnerin (oder des Bettpartners) spüre, erzähle ich die Geschichte meiner deutschen Freunde, die auf diese Lösung gekommen waren. Der Aufwand ist nicht groß, der Erfolg aber „durchschlagend", ein Durchbruch eben.

7. Kapitel | Kinderarbeit (Mia, 4)

Ich bin müde. Ich bin wirklich müde. Spielen macht keinen Spaß. Und traurig bin ich auch. Weil Mama so oft weint. Papa guckt mich so eigenartig an. Als ob er was sieht, was er nicht will. Papa hat Angst. Mama weint, Papa nicht.

Und jetzt muss ich zu den Ärzten. Die nehmen Blut ab. Das tut weh. Und sie reden Sachen, die ich nicht verstehe.

Hoffentlich fahren wir gleich wieder heim. Ich will ins Bett. Ich will meinen Plüschhund Frida umarmen. Und schlafen. Nur schlafen.

7. Kapitel | Kinderarbeit (Sabine, Mutter)

Was ist nur los mit unserer Tochter? Bisher war doch alles gut gewesen. Wir hatten uns so sehr ein Kind gewünscht. Als dann unsere Mia zur Welt kam, waren wir überglücklich. So ein schönes Mädchen! So eine schöne Seele! Wir sind eine zufriedene Familie, die alles im Griff hat. Bisher jedenfalls.

Es fing so langsam an. Mia hatte ab und zu Erkältungen, Schnupfen, auch mal Husten. Und Halsschmerzen. Dann mochte sie nicht gerne essen. Irgendwie war ihr auch der Appetit vergangen.

Im Kindergarten ist Mia sehr beliebt, nicht nur weil sie so ein hübsches Mädchen ist. Es ist ihr fröhliches, feines, gerechtes Wesen. Ihre Sprachentwicklung ist überdurchschnittlich gut. Sie ist in allem sehr weit. Ich lese ihr viel vor und singe zur Nacht einige Schlaflieder. Wir lassen sie nur selten allein. Und der Kindergarten ist gut ausgesucht: sauber, ordentlich, hygienisch, anspruchsvoll.

Im Kindergarten kommen immer wieder Wellen von Infekten vor, Schnupfen, aber auch Scharlach. Alle Eltern werden sofort informiert; die betroffenen Kinder bleiben dann zu Hause. So wie Mia auch.

Der Kinderarzt sagt, Mia müsse durch diese Infekte durch. Sie erwerbe so eine „Immunkompetenz“. Er untersucht unser Mädchen jedes Mal gründlich, horcht auch die Lunge ab. Oft muss Blut abgenommen werden. Manchmal verschreibt er einen Saft mit einem Antibiotikum.

Aber dann kamen die Infekte häufiger, zweimal auch mit Mittelohrentzündung. Warum kommt eine Mittelohrentzündung immer nachts zwischen ein Uhr und drei Uhr? Ich sitze an Mias Bett und versuche sie in ihrem Schmerz zu trösten. Ich gebe ihr dann ein Zäpfchen gegen Schmerzen, nehme sie in den Arm, beruhige sie und warte darauf, dass sie aufhört zu weinen und wieder einschläft.

Doch inzwischen ist alles anders. Sie hat immer noch viele Infekte, aber jetzt erholt sie sich zwischen Schnupfen, Husten und Fieberschüben nicht mehr richtig. Sie wirkt jetzt immer krank. Schon seit Wochen. Und irgendwie baut sie ab. Sie hat keine Kraft, will nicht trinken, ist dauernd müde und will nur noch schlafen. Am beunruhigendsten ist ihr Schlaf. Sie schnarcht nicht nur, das kenne ich von meinem Mann, nein, sie hört mitten im Schnarchen immer öfter auf zu atmen. Dann ist absolute Ruhe. Dann atmet sie überhaupt nicht mehr. Da bekomme ich Angst. Ich schubse sie dann, damit sie weiter atmet.

Der Kinderarzt spricht von Asthma. Dadurch sollen die Atmungsstörungen kommen. Er verordnete ihr ein Spray, das dagegen aber nicht hilft.

Jetzt halte ich es nicht mehr aus. Mia ist nicht mehr Mia: Sie ist nicht mehr wiederzuerkennen. Im Kindergarten sitzt sie irgendwo in einer Ecke und schläft immer öfter ein. Ich habe sie jetzt nur noch zu Hause. Es bricht mir fast das Herz, wenn ich mein Mädchen anschaue: Ringe unter den Augen, blass, schwach, sie kann sich kaum auf den Beinen halten. Und wenn sie schläft, bekomme ich Angst. Ich mache mir allergrößte Sorgen um mein Kind. Hier stimmt etwas nicht.

Mias Großvater kennt einen Hals-, Nasen-, Ohrenarzt, von dem er sehr viel hält. Ihm hat er von Mia erzählt. Auch von dem starken Asthma, und dass sie so verfällt. Herr Jensen hatte eine Idee. Er ließ mir ausrichten, ich solle einen Videoclip von Mias Tiefschlafphase machen und ihm zuschicken. Direkt am nächsten Morgen hatte er das Filmchen.

Eine Minute später ruft er an und bittet mich, noch heute mit Mia in die Praxis zu kommen. Er mache sich Sorgen und spricht von „Kinderarbeit“ und „Nachtschicht“.

Jetzt sitzen wir Herrn Jensen gegenüber. Wir brauchen nicht viel zu erzählen, er weiß offenbar schon alles.

Er stellt jede Menge Fragen, die wir mit Ja beantworten. Als würde er Mia seit Wochen schon kennen.

Er hält sich sein Mobiltelefon unter die Nase und atmet mit geschlossenem Mund auf das Display aus. Dann zeigt er uns das Muster auf dem beschlagenen Display: zwei große helle Zonen. Jetzt erklärt er Mia den Test. Mia macht mit, es kommt aber nur ganz wenig Luft durch die Nase auf das Handy.

Dann misst er noch den Luftdruck im Mittelohr, das dauert keine zwei Minuten, und stellt einen Unterdruck fest, aber immerhin keine Mittelohrentzündung, keinen Erguss in der Pauke. Nach den übrigen Untersuchungen teilt er uns das Ergebnis mit:

Mia hat ein Schlafapnoesyndrom, sie schnarcht mit Atemaussetzern, „wie so manche Männer in fortgeschrittenem Alter“. Die Ursache seien Mandeln („Gaumenmandeln“) von enormer Größe; die berühren sich schon in der

Mitte, „als ob die sich küssen wollten". Dazwischen sei nur sehr wenig Platz zum Atmen. Auch die „Rachenmandel" (davon gibt es nur eine, die bei Wucherung im Volksmund „Polypen" genannt wird) sei ebenfalls riesig. Dadurch würde Mia nachts so stark schnarchen, und dazu kommen dann die Atemaussetzer. Das sei „Kinderarbeit". Mia muss nachts mit aller Kraft versuchen, durch den zugeschwollenen Rachen irgendwie zu atmen, Luft zu holen. Er nennt das „Kinderarbeit in Nachtschicht".

Wir verstehen. Was man jetzt tun kann. Mandeln und Polypen entfernen. Ob die nicht wichtig sind. Ja, klar. Aber jetzt sind die so bedrohlich groß, dass so bald wie möglich Platz geschaffen werden müsse, und das gehe nicht ohne Operation. Und der Mensch habe noch reichlich anderes Mandelgewebe. Herr Jensen klärt uns ausführlich auf und plant die Operation. Wir machten uns natürlich Sorgen wegen der Operation und der Narkose. Aber schon drei Tage nach der Operation geht es unserer Mia wieder viel besser. Sie schläft leise, und am Tage ist sie frisch und frischer. Jetzt erkennen wir unser süßes lustiges und waches Mädchen wieder, das uns von früher so vertraut ist. Mia ist gesund. Sie hört gut, spricht gut, atmet gut, schläft gut und schnarcht nicht. Und tagsüber ist sie ein Wirbelwind, munter und anspruchsvoll, wie wir sie lieben.

Und inzwischen hat der Berner Sennen-Plüschhund Frida noch zwei Plüsch-Welpen bekommen.

Wenn zu wenig Platz im Rachen ist, entstehen im Schlaf beim Atmen Geräusche. Wenn noch weniger Platz bleibt, fangen die Atemaussetzer an. Mia hatte enorme und enorm viele Atemaussetzer. Das gibt es also auch im Kindesalter. Am häufigsten kommt das obstruktive Schnarchapnoesyndrom bei Kindern zwischen dem dritten und dem siebten Lebensjahr vor. Manche Kinder leiden auch noch unter einer Störung der Ohrtrompeten mit Schwerhörigkeit und ab und zu Mittelohrentzündungen. Bei diesen Kindern droht dann auch eine Verzögerung der Sprachentwicklung.

Kindern kann man das Schlafapnoesyndrom oft auf den ersten Blick ansehen. Sie atmen auch tagsüber durch den offenen Mund. Sie wirken sehr erschöpft und leidend.

Nicht immer muss operiert werden, manchmal helfen auch andere Mittel, die Mandelgewebe wieder zu verkleinern. Wenn aber „Kinderarbeit mit Nachtschicht" festzustellen ist, muss gehandelt werden. Die Operation hat wie immer Risiken, diese sind aber zum Glück selten und lassen sich gut beherrschen.

Es ist immer wieder eine große Freude mit anzusehen, wie die kleinen Patienten nach dem Eingriff aufblühen. Das gilt natürlich auch für die Eltern, ja für die ganze Familie.

8. Kapitel | Hart am Abgrund (Birgit)

Ich war Sekretärin in Joachims Betrieb, als wir uns kennenlernten. Er war verheiratet, ohne Kinder, fröhlich und munter, einigermaßen gut aussehend. Naja, bei Männern kommt es ja nicht in erster Linie darauf an, wie attraktiv sie äußerlich sind. Da gibt es schon andere Eigenschaften, auf die wir jungen Damen achten, schon immer achteten. Für mich wäre immer entscheidend, welche Rolle ein Mann in der Gesellschaft spielt, also mehr sein Ansehen als sein Aussehen. Welche Frau heiratet schon eine arme Kirchenmaus? Okay, das mag es geben, aber für mich käme solch ein Verlierer-Typ nicht in Frage. Niemals.

Und Joachim war nicht arm, sondern recht vermögend, eigentlich eher reich. Man sieht ihm den Reichtum nicht direkt an, aber als Frau habe ich dafür ein Gespür. Ich meine nicht nur die Autos in der Garage, seine Uhren und seine Anzüge, sicher maßgeschneidert, sondern seine häufigen Reisen in exotische Länder, seine Häuser hier und da, in Europa und in Übersee, und auch die üppigen Geschenke für seine Frau. Gelegentlich schickte Joachim mich zum Abholen zum Juwelier. Ich sollte dann für eine entsprechende individuelle Verpackung sorgen.

Nach zwei Jahren kannte ich seinen geschäftlichen und auch privaten Terminkalender besser als meinen eigenen. Joachim vertraute mir ohne erkennbare Einschränkungen, er bezog mich auch zunehmend in die Planung von Reisen, Einkäufen, Feiern und Arztterminen ein. Ich war das, was die Leute „seine rechte Hand" nennen. Ab und zu durfte ich auch in seinem Haus organisieren und helfen, wenn eine größere Anzahl von wichtigen Gästen erwartet wurde. Selbstverständlich ließ er kochen, servieren, musizieren und alles nachher wieder in Ordnung bringen, klar. Aber weder ihm noch seiner Frau war an den Einzelheiten der Organisation gelegen. Deshalb fanden die meisten Feierlichkeiten in Hotels oder Restaurants statt, doch manchmal sollte eine sehr private Atmosphäre herrschen. Zum Beispiel in seinem Anwesen in den Hochalpen. Das waren oft sehr schöne Feste. Meist war ich dabei. Joachim hängt sehr am Zauber dieses „Paradieses"; ich kann ihn verstehen.

Ich habe Joachim als Reise- und Organisationsmanagerin nie enttäuscht, auch seine Frau war immer zufrieden, und er zahlte sehr gut.

So hätte es auch ewig weitergehen können, wenn nicht seine Frau eines Tages ins Krankenhaus musste. Er war sehr besorgt, ja betroffen. Ich konnte seine Angst spüren, als er mir von der Diagnose „Brustkrebs" berichtete. Ich sollte ihm eine Liste der besten Ärzte auf diesem Gebiet vorbereiten, es sei absolut wichtig, dass seine Frau wieder gesund werde, koste es was es wolle. Er war plötzlich nicht mehr so souverän, wie ich ihn kannte.

Es nützte am Ende alles nichts, die Ärzte der großen Uniklinik hatten frühzeitig etliche Metastasen in den Knochen festgestellt. Mehrfach wurde die arme Frau operiert, sie bekam eine Hormontherapie, Chemotherapie und Bestrahlungen. Es zog sich hin, die Frau litt, und Joachim litt auch.

Ein Jahr später standen wir mit sehr vielen Trauergästen auf dem Friedhof. Gar nichts war gut. Auch wenn dieses Schicksal zuletzt für jeden absehbar gewesen war, alle waren betroffen, alle wirkten verstört. Joachims Frau war nicht nur jung und gutaussehend gewesen, sie war auch eine sehr angenehme warmherzige Person und insgesamt außerordentlich sympathisch.

Und nun? Wie würde es weitergehen? Joachim war am Boden zerstört und brauchte einige Zeit, um sich wieder dem Alltag und den Geschäften zuwenden zu können. Meine Aufgaben wuchsen mir jetzt fast über den Kopf. Ich war nun „Mädchen für alles“. Bald fragte er mich sehr vorsichtig, fast schüchtern, ob ich ihn auch auf einer wichtigen Reise begleiten würde. Daraus wurden viele Reisen, später alle Reisen. Ich half wo ich konnte. Joachim war besonders zuvorkommend, er achtete auch darauf, dass ich nicht wie ein Dienstmädchen lebte. Wir reisten in Länder, die ich noch nie gesehen hatte, stiegen in den besten Hotels ab. Für mich war das ein neues Leben, paradiesisch geradezu. Wenn wir zum Urlaub in eine seiner Villen nach Italien oder nach Südamerika flogen, durfte ich im Gästetrakt wohnen.

Nie werde ich vergessen, wie beeindruckend sein Anwesen in den Hochalpen auf mich wirkte. Hierher reist er oft und jedes Mal gerne. Hierher kommen besondere Gäste anlässlich von Verhandlungen, Feiern, Events, zum Beispiel auch Incentives. Diesmal wurde ich also an diesen ungewöhnlichen Ort mitgenommen. Ein neuer Vorstand hatte seine Aufgaben in der Firma übernommen, der Vorgänger schied in Ehren aus. Das musste gefeiert werden.

Mir fiel von Anfang an auf, dass alle Aufgaben, die mir bislang zugedacht waren, bereits perfekt erledigt waren. Es gab buchstäblich nichts zu organisieren für mich; ich fühlte mich „fürs Genießen eingeteilt“. Meine Rolle bestand in erster Linie darin, an Joachims Seite zu stehen, die Gäste zu begrüßen, an Ausflügen teilzunehmen; kurz: Ich fühlte mich als „First Lady“. Selbstverständlich duzten wir uns, und Joachim machte mich mit allen Freunden und Partnern bekannt, ohne dass auch nur ein einziges Mal das Wort „Chefsekretärin“ fiel.

Besonders schön war der Besuch der wunderschönen Alm jenseits der „Schicksals-Schlucht“. Die Alm ist nur auf zwei Wegen erreichbar: Sehr geübte Kletterer können einen steilen Abstieg und Aufstieg nutzen; sie werden drüben angekommen von einer atemberaubend schönen Landschaft empfangen: So stelle ich mir den Ort vor, an dem Heidi ihrem Alm-Öhi in die Arme lief. Blumenwiesen, hohe Tannen, ein Panorama aus mehreren Dreitausendern, und alles abgeschieden von der tief klaffenden Schlucht, die dieses Paradies bewacht, sichert, schützt vor den Einflüssen einer modernen Welt. Dort lebt ein junger Biologe, ein Naturbursche, dessen Lebensinhalt die Hege und Pflege dieses Reservates ist; er führt auch wissenschaftliche Untersuchungen zu Flora und Fauna durch. Er bewohnt dort eine Hütte, die nur von außen betrachtet bescheiden wirkt; innen handelt es sich um eine luxuriöse Villa mit einem kleinen wissenschaftlichen Institut, eine biologische Station.

Der andere Weg dorthin führt über eine kleine Seilbrücke. Die hatte Joachim vor längerer Zeit mit einem Freund gemeinsam selbst konstruiert. Er zeigte und erklärte mir alles ausführlich und in allen technischen Einzelheiten. Ich spürte, wie stolz er auf seine Konstruktion war. Die Brücke ist zwar schon ein wenig in die Jahre gekommen, aber sie machte auch auf mich sofort einen großen Eindruck. Er schlug vor, dass wir über die Brücke auf die andere Seite gingen, und ich habe die Schwindel-Tour nicht bereut. Wirklich ein Abenteuer. Auch grenzwertig. Er betonte, dass die Grenze der Belastbarkeit für schwerere Personen bald erreicht sei.

Drüben erwartete uns das Naturparadies: Ein Traum! Nie habe ich eine solche Landschaft gesehen. Dazu die Stille, die Abgeschiedenheit, die Magie der Schicksals-Schlucht und dann der Blick zurück auf das großartige Panorama auf der anderen Seite, dort, wo das gewohnte Leben sonst spielt. Wir blieben bis zum Abend. Wir saßen erst auf der riesigen Wiese im Abendlicht, dann vor dem Haus, das der Biologe bewohnt. Er brachte uns Käse, Wasser und Wein; und er ließ uns allein.

Joachims andere Häuser mögen größer, schöner, wertvoller oder auch spektakulärer sein; kein Platz dieser Welt aber ist romantischer als Joachims Alm.

Es kam wie es kommen musste: Wir wurden ein Paar. Ich hatte mich anfangs von meiner spröden Seite gezeigt, ihn immer wieder abgewiesen, den Altersunterschied betont. Er hielt dagegen: Wir würden uns schon so lange und so gut kennen, und 21 Jahre Differenz seien so viel nun auch nicht. Als er irgendwann die drei Worte aussprach, auf die ich die ganze Zeit gewartet hatte, gab ich nach. Sein Geschenk ließ mich fast in die Knie gehen. Es war von seinem Juwelier. Nur die Verpackung..., egal.

Es wurde eine schöne Zeit. Joachim ist sehr sympathisch, sehr großzügig und körperlich ziemlich fit, trotz seines Übergewichts. Aber wie ich schon sagte: Es gibt wichtigere Eigenschaften.

Gleich am nächsten Morgen fragte er, ob ich seine Frau werden wolle. Wir heirateten innerhalb des nächsten Monats. Einen Ehevertrag gab es nicht. Darauf hatte ich bestanden. Angehörige hat er nicht.

Ich bin am Ziel. Was kann einer jungen Frau Besseres passieren, als einen sehr wohlhabenden, großzügigen und sympathischen Mann zu heiraten, der seine Frau auf Händen trägt? Eben.

Alles passt gut, auch wir zwei passen gut zusammen. Er verwöhnt mich über alle Maßen, und ich sorge auch für sein Wohl. Wenn mir mal ein sehr gut aussehender junger Mann begegnet, das kommt in unseren Kreisen durchaus gelegentlich vor, fühle ich schon ein Kribbeln aus der Ferne. Wie zum Beispiel neulich dieser eher leicht unverschämte Philipp, so ein gut aussehender mäßig erfolgreicher Immobilientyp. Er macht mir vorsichtig, aber deutlich Avancen. Auf seinen Pferdeschwanz scheint er ziemlich stolz zu sein. Als es beim Smalltalk ums Thema „Schnarchen" ging, erklärte er unaufgefordert, er würde nie schnarchen. Er mache in Immobilien und könne sich nicht leisten zu schnarchen. Wie bitte?! So etwas lasse ich nicht an mich heran. Ich bin treu. Ich bin ja nicht leichtsinnig oder gar dumm. Den lasse ich nicht an mich heran. Sicher nicht.

Es gibt für mich auch keinen Grund zur Unzufriedenheit. Auch im Schlafzimmer verstehe ich mich mit Joachim gut, ziemlich gut. Ich bin mir meiner privilegierten Ausnahmesituation durchaus bewusst, das ganze Drumherum könnte nicht besser sein. Und Joachim gibt nicht nur, er nimmt auch gerne. Und ich habe in meiner Jugendlichkeit viel zu geben.

Er schnarcht. Das ist aber kein Problem für mich. Bisher konnte ich immer noch gut einschlafen und durchschlafen. Unser Bett ist auch sagenhaft groß. Eine echte Spielwiese.

Mit den Jahren allerdings nimmt das Schnarchen zu. So langsam wird es lästig. Hin und wieder nehme ich heimlich Reißaus und schlafe im Nachbarzimmer. Wenn möglich, komme ich frühmorgens zurück ins Ehebett, um für ihn da zu sein, wenn er erwacht. So weit so gut.

Jetzt schnarcht er mit Atemaussetzern. Ich habe lange versucht, darüber hinwegzusehen. Diese Aussetzer können doch nicht gesund sein! Ich habe mich diskret für ihn im Netz kundig gemacht. Und was ich da lesen muss, ist schon sehr besorgniserregend. Ein Schlafapnoesyndrom, das hat Joachim sicher, ist gefährlich. Tatsächlich passt auch seine Tagesmüdigkeit. Und sein Übergewicht vom guten Essen. Während ich akribisch auf meine Fitness und mein Gewicht achte, arbeitet Joachim, und ansonsten lebt und genießt er. Sport ist für Joachim ein Fremdwort.

Zum guten Leben gehört auch der gute Rotwein. Sein unregelmäßiger Schlaf tut ein Übriges. Im Grunde macht er alles falsch, was man nur falsch machen kann. Er lebt also riskant. Seine Atemaussetzer stören seine „Schlafarchitektur“, so lese ich; und es drohen schlimme medizinische Folgen wie erhöhter Blutdruck (hat er), Herzrhythmusstörungen (hat er die?), Herzinfarkt (um Gottes willen!), Schlaganfall (das wird ja immer schlimmer!) und Impotenz (nein, noch nicht...).

Jetzt muss ich erst einmal nachdenken.

Es muss eine Therapie her. Ein Experte, ein Arzt, der sich mit dem Schnarchen bestens auskennt. Also wieder ins Internet. Es gibt Ärzte, die mit der Therapie beim Schnarchen und bei Atemaussetzern werben, sie auf der Webseite deutlich in den Vordergrund stellen. Lungenärzte (Schlafmaske), HNO-Ärzte (Operation), Zahnärzte (Schiene) und MKG-Chirurgen (Umstellungsosteotomie). Und dann noch die großen Zentren mit zum Beispiel einem Zungen-Schrittmacher. Wenn ich die Kommentare der Leser oder Betroffenen lese, gibt es für jede Methode Vorteile und auch Nachteile. Sehr verwirrend.

Es muss etwas geschehen. Aber was muss geschehen? Was würde Joachim tun? Er würde mir die Recherche überlassen wie auch die Auswahl des Arztes und die Organisation der Verabredung eines Termins. Alles muss gut abgewogen sein.

Also noch einmal nachdenken. Man muss ihm helfen. Es muss etwas geschehen.

Muss etwas geschehen?

Warum muss etwas geschehen? Damit etwas geschieht? Damit Joachim unruhig wird? Damit er Angst bekommt? Damit unser schönes Leben womöglich aus dem Gleichgewicht gerät? Gewiss hätte er keinen Spaß an einer solchen Atemmaske im Bett. Auch eine Operation wäre nicht gemütlich für ihn. Und die Risiken der Operation. Von gefährlichen Risiken ist da die Rede. Oder die Zahnschiene, jede Nacht im Bett mit einer solchen Schiene? Hilft die überhaupt?

Ich fühle mich verantwortlich für sein Wohlergehen. Ich bin seine Ehefrau. Er muss zuallererst geschützt werden vor gefährlichen Eingriffen. Und auch vor einer Maschine im Bett, die ihm die Laune ganz sicher verderben würde. Jetzt muss ich alle Aspekte berücksichtigen, jeweils das Für und Wider.

Ich darf keinen Fehler machen.

Seine Sicherheit darf nicht leiden. Seine gute Laune darf nicht aufs Spiel gesetzt werden. Es steht fest: Ich brauche mehr Informationen, um eine gute Entscheidung treffen zu können. Dafür brauche ich Zeit. Ich werde also nicht vorschnell handeln. Also bleibt alles erst einmal so wie es ist. Ich werde langsam mehr und mehr im Nachbarzimmer schlafen, das ist schon unverzichtbar, damit ich ausgeschlafen bin und am Tage klar denken und entscheiden kann. Das bin ich ihm schuldig.

Der Plan steht.

Zunächst sammle ich weitere Informationen, bevor ich ihn mit der Nachricht von seiner Krankheit, oder sagen wir besser Störung oder – noch besser -Befindlichkeitsstörung, aufrege. Aufregung ist nicht gut. Schlechte Laune kann alles verderben. Besonnenheit ist gefragt. Und Geduld. Ich kann geduldig sein, auch sehr geduldig. Wenn es für das seelische Gleichgewicht meines geliebten Mannes wichtig ist, ja, das kann ich, dann kann ich sehr geduldig sein.

Jetzt ist ein weiteres Jahr vergangen. Wenn ich morgens in sein Bett zurückkehre, kann ich ziemlich genau feststellen, wie sein Schnarchen sich entwickelt und die Atemaussetzer auch. Da sind schon deutliche Veränderungen festzustellen. Aber in meinen Augen bewegt sich alles noch immer im grünen Bereich.

Inzwischen ist er am Tage aber nicht mehr derselbe wie früher. Er wirkt leicht erschöpft, müde, weniger leistungsfähig. Und er schläft auch im Sessel oder im Auto oft ein. Deshalb fahre ich. Ich tu ihm gerne den Gefallen. Ich kümmere mich wirklich aufopfernd um meinen Mann. Das fällt auch unseren Freunden und seinen Geschäftspartnern auf. Ich denke, ich mache alles richtig.

Meine Strategie scheint aufzugehen.

Joachim geht es immer noch einigermaßen gut. Nichts bringt ihn aus seiner Ruhe. Das Leben geht seinen gewohnten Gang. Und ich passe auf ihn auf.

Inzwischen ist wieder ein Jahr vergangen. Die Atemaussetzer werden schlimmer. Viel schlimmer sogar. In den letzten Monaten lässt seine Lust im Bett nun auch spürbar nach. Aber eine liebende Ehefrau blickt großzügig darüber hinweg.

Ein wenig Bescheidenheit steht der Ehefrau doch gut an.

Und er liebt seinen Rotwein. Ich überrasche ihn jeden Abend mit einer Flasche guten, ja sogar sehr guten schweren Rotweins, den ich für ihn rechtzeitig dekantiert habe und im Kaminzimmer oder im Schlafzimmer oder in beiden Zimmern vorbereitet habe. Er ist sehr glücklich. Er liebt mich und freut sich und genießt meine Fürsorglichkeit. Manchmal äußert er eine kleine Sorge, er würde langsam alt. Ob mir das auch schon auffallen würde. Ich versichere ihm, wie sehr ich an ihm hänge und dass mir sein Alter vollkommen egal sei. Ich möchte nur, dass er mich nie verlasse. (Von wegen...).
Dann lächelt er zufrieden. Er könne sein Glück kaum fassen, dass er eine so junge, schöne und treue Frau habe, er sei der glücklichste Mann auf der Welt.

Ich habe mein Talent für die Küche entdeckt. Es ist ja überhaupt nicht schwer, einen Mann kulinarisch zu verwöhnen. Wir besuchen nach wie vor die besten Restaurants der Stadt, aber jetzt kommen meine Kochkünste noch dazu. Ich backe für ihn die köstlichsten Kuchen, Sahnetorten lasse ich kommen, aber Obstkuchen mit Marzipan gelingen mir selbst inzwischen schon mit großer Sicherheit. Auch Apfelpfannekuchen, Kaiserschmarrn, alles was er gerne mag, bekommt Joachim von mir. Auch doppelte Portionen. Alles was er will. Und gegen ein Kirschwasser ist nichts einzuwenden nach einem schönen – Abendmahl.

Und eines ist so sicher wie das Amen in der Kirche: „Auf ein Kilogramm Körpergewicht mehr oder weniger kommt es im Leben doch nun wirklich nicht an, oder?“ Und mein Joachim stimmt mir zu: „Wenn du meinst...!“

Als er mich neulich auf seinen „schlechten Schlaf“ aufmerksam machte, habe ich ihm sofort gute Schlaftabletten besorgt. Ich habe meinem Arzt von “meinen Schlafstörungen“ erzählt, und er gab mir ein Rezept mit dem Hinweis, diese Tabletten „sehr zurückhaltend“ anzuwenden.

Jetzt warte ich die weitere Entwicklung einfach mal ab.

Eigentlich sollte alles bald besser werden. Zuversicht ist wichtig. Das Schicksal ist zu guten Menschen gut. Das ist mein Plan. Eigentlich habe ich alles, was das Herz begehrt. Geld gibt es im Überfluss. Ich habe sehr viel freie Zeit.

Und es wird nun nicht mehr lange dauern, dann werde ich sehr reich sein...

8. Kapitel | Hart am Abgrund (Joachim)

Was habe ich doch für ein Glück! Nachdem meine Frau an ihrem schlimmen Krebsleiden gestorben war, hatte ich geglaubt, ich könnte nie wieder glücklich werden. Und dann kam das Glück wieder zurück zu mir, fand mich das Glück in der Tiefe meines schwarzen Schicksals, und ich bin jetzt glücklicher und zufriedener als je. Es war die richtige Entscheidung, meine treue Chefsekretärin zur Frau zu nehmen. Etwas Besseres konnte mir nicht passieren. Sie ist jung und schön, aber auch clever, hilfreich, liebevoll und auch aufregend. Sie verzeiht mir kleine Fehler wie zum Beispiel meine Liebe zum Alkohol, meinen großen Appetit und sogar mein leichtes Schnarchen, ohne ein böses Wort, ohne zu murren. Sie liest mir die Wünsche von den Augen ab, alle Wünsche sogar, und sie kümmert sich rührend um mich, jetzt wo ich so langsam nachlasse mit meinen Kräften. Der Altersunterschied ist beträchtlich, aber das macht ihr nichts aus. Birgit steht zu mir.

Sie ist in dieser Woche nach Hongkong geflogen, zum Shoppen. Ich wollte ihr auch einmal eine Freude machen, sie ist ja immer so lieb zu mir. Wir wollten ursprünglich gemeinsam fliegen, aber ich fühle mich im Moment dafür zu müde; sogar fürs Reisen zu müde. So ist sie allein geflogen, First Class natürlich, gutes Hotel. Ich habe ihr gesagt, sie solle nicht sparen, sondern aus dem Vollen schöpfen. Sie hat gestrahlt und ist dann mit einem fast leeren Koffer ins Taxi zum Flughafen gestiegen. Sie würde mit vollen Koffern zurückkommen.

Jetzt bin ich einige Tage allein, aber das macht mir nichts aus. Unsere Weinvorräte sind groß, ich habe keinen Mangel. Ich will auch gerne mal allein sein; sie kommt ja bald wieder zu mir zurück. Und wenn ich nicht so gut schlafen kann, nehme ich die Tabletten, die sie mir auf den Nachttisch gelegt hat. Alles ist gut.

Jetzt sind schon vier Tage ohne meine Birgit vergangen, ich freue mich auf das Wiedersehen. Das habe ich ihr auch am Telefon gesagt. Sie ruft mich jeden Abend an, turtelt mit mir und sagt mir, wie sehr sie sich darauf freut, wieder mit mir zu schlafen. Ich habe die beste Frau der Welt.

In der letzten Zeit habe ich nachts und vor allem morgens einen richtig trockenen Hals. Sonst hätte ich Birgit um Hilfe gebeten, aber sie ist ja jetzt auf Shopping-Tour in Hongkong. Das hat sie verdient.

Ich also zum HNO-Arzt. Die Auswahl war leicht. Ich habe mich einfach auf die sympathische Webseite verlassen. Michael Jensen. Professor ist er auch.

Die Praxis ist sehr großzügig. Alles sehr geräumig, ansprechend gestaltet. Ich muss nicht warten. Er fragt. Er untersucht mich.

Dann sitzen wir im Besprechungszimmer, total gemütlich. Prof. Jensen kommt direkt zur Sache.

„Die Trockenheit im Rachen ist eine Kleinigkeit, die wird morgen nicht mehr da sein. Ich verschreibe Ihnen ein besonderes Spray. Aber die Ursache der Trockenheit ist wichtig, sehr wichtig sogar. Sie sind Schnarcher, und zwar sehr heftiger Schnarcher. Ich bin sogar fest überzeugt, dass Sie auch unter Atemaussetzern leiden. Mit Tagesmüdigkeit. Und den entsprechenden Risiken."

Ich bin sprachlos. Ich blicke ihn stumm an.

„Sie sollten wissen, dass das Schnarchen mit Atemaussetzern außerordentlich gefährlich sein kann. Lassen Sie es mich gleich vorweg sagen: Diese Art des Schnarchens kann sogar lebensgefährlich sein. Da drohen neben einer Erhöhung des Blutdrucks auch Herzrhythmusstörungen, Impotenz, Herzinfarkt und Schlaganfall. – Wir müssen unverzüglich eine entsprechende Diagnostik durchführen. Wegen Ihres vermutlich sehr hohen Risikos lasse ich Sie die anderen Patienten überholen. Ich gebe Ihnen gleich für die kommende Woche einen Termin zum Screening. Sie können in der Woche nicht? Okay, dann die Woche später. Sie bekommen dann ein Gerät wie eine Uhr zum Schlafen mit nach Hause. Danach kann ich Ihnen dann mehr erklären, im Detail."

„Dass Sie keinen Alkohol trinken dürfen und dass Schlaftabletten absolut tabu sind, wissen Sie sicher längst. Und über Ihr Körpergewicht und andere Themen reden wir beim nächsten Mal. Vielleicht muss ich Sie dann sofort mit einer Atemmaske für den Schlaf versorgen. Über Alternativen sprechen wir also in der nächsten Woche.

Was sagt eigentlich Ihre Frau dazu? Die muss doch auch sehr besorgt sein? Hat sie Sie hierher geschickt?"

In dem Moment war ich wie vor den Kopf geschlagen. Ich sagte nur: „Darüber können wir vielleicht beim nächsten Mal sprechen; heute habe ich nicht genug Zeit."

Er gab mir zum Abschied die Hand. „Machen Sie sich nicht so große Sorgen. Wir bekommen das hin. Es gibt für alles eine Lösung." „Ich danke Ihnen sehr, ich danke Ihnen wirklich sehr. Sie haben mir jetzt schon geholfen."

Ich war froh, dass ich wieder draußen war. In der Hand hielt ich das Rezept. Ich setzte mich auf eine Bank. Mir wurde schwindelig. Nein, es fühlte sich eher wie ein Erdbeben an, wie wenn mir der Boden unter den Füßen weggezogen würde.

Ich fuhr nach Hause. Ich ließ mir Zeit. Es war auch nicht leicht, die Situation vollständig zu erfassen. Was war hier los?

Was geht hier vor?

Was soll ich tun? Ein Abgrund. Ich blicke in einen tiefen Abgrund. Die Schicksals-Schlucht?

Nachdenken. Immerhin kann ich noch denken. Trotz der Müdigkeit am Tage nach den Nächten mit diesem bedrohlichen Syndrom, das Herr Jensen glasklar und sofort erkannt hatte. Er hatte mit jedem Wort recht.

Und jetzt? Alkohol. – Alkohol? Nein!

Birgit ist in Hongkong. Sie wird in einigen Tagen wiederkommen. Und dann? Wie soll es weitergehen?

Ein Anruf in meinem Büro: Mir geht es nicht gut. Ich möchte besser zu Hause bleiben. Man solle die Termine verschieben. Kein Problem, Chef.

Ich fühle mich schwer. Psychisch und körperlich. Ich stelle mich vor Birgits Spiegel in ihrem Sportstudio zwischen Pool und Sauna. Das ist ein erhebliches Übergewicht. Das ist nicht normal. Prof. Jensen hat mir die Augen geöffnet.

Mein Übergewicht wird ab jetzt ein Thema, auch der Alkohol, auch mein Zuckerkonsum. Und nie wieder Schlaftabletten.
Aber vorher habe ich ein noch wichtigeres Projekt zu lösen:
Ein Plan. Ich brauche einen Plan. Birgit kommt bald zurück.

Jetzt weiß ich, warum ich mich so alt fühle. Es ist die Tagesmüdigkeit. So wie die Tiefschlafphasen zu immer mehr Aussetzern führen, bedeuten deren Folgen am Tage immer mehr „Aussetzer" der Konzentration im Alltag. Ich sitze genau in dieser Falle.

Wie der Arzt in seinen diagnostischen Bemühungen nach dem Ort der mechanischen Blockade (Schnarchgenerator) sucht, um ihn zu beseitigen, so brauche ich eine Lösung, die die Ursachen meines vorzeitigen Alterns beseitigt: Das falsche Essen, das falsche Trinken, die falschen Medikamente und das falsche Konzept gegen körperliche Ertüchtigung. Und eine ganz unangenehme Rolle spielt in diesem Zusammenhang – Birgit.

Ich brauche Hilfe. Der beste Ratgeber in dieser Situation ist Marc, ein befreundeter Anwalt. Zu ihm habe ich grenzenloses Vertrauen. Wir sind schon seit mehr als dreißig Jahren beste Kumpels. Er kommt sofort zu mir nach Hause. Wir diskutieren die Möglichkeiten.

„Ich weiß nicht, ob man da noch von Fahrlässigkeit sprechen darf." ergänzte er nach kurzem Nachdenken. „Hältst du für möglich, dass Birgit will, dass du stirbst? Kennt sie diese Krankheit, du weißt schon, mit den Atemaussetzern."

„Ich bin mir ziemlich sicher. Und je länger ich nachdenke, desto sicherer bin ich. Sie unternimmt seit einigen Jahren wirklich alles, was man in meiner Situation falsch machen kann."

Wir denken nach. Und dann schlage ich vor, Birgit zu prüfen, unter Zugzwang zu setzen:

„Wenn ich ihr schreibe, dass sie mir wegen meiner Halsbeschwerden einen Termin bei einem guten HNO-Arzt besorgen soll, dann wird sie zweifellos Angst bekommen, dass ihre Falschbehandlung auffliegt. Sie hätte dann grundsätzlich drei Möglichkeiten:

Sie geht mit mir zusammen zum HNO-Arzt und beteuert anschließend, dass von ihrer Seite alles immer gut gemeint gewesen sei; sie sei ahnungslos gewesen. Ich bekomme dann eine vernünftige Therapie und komme aus dem Risiko heraus.

Oder sie versucht, die Entwicklung des Schlafapnoesyndroms zu beschleunigen, was aber in den nächsten etwa zehn Tagen nicht zu realisieren ist.

Oder sie sorgt für eine rasche „Komplikation", also für einen Herzinfarkt, Schlaganfall (das geht auch nicht) – oder eben für einen „Unfall". – „Marc, ich gehe davon aus, dass sie Letzteres planen wird."

Marc ist maximal besorgt.

„Wir müssen uns vorbereiten. Vorsorge treffen. Wir haben immerhin einen zeitlichen Vorsprung. Wie kann sie dich denn töten? Gift? Hat sie im Grunde schon die letzten Jahre gemacht: Rotwein, fettes Essen, Schlaftabletten.

Geht aber nicht so schnell wie gewünscht. Sie hat jetzt ja nur noch wenige Tage. Eine echte Überdosis? Fällt auf. Als Selbstmord tarnen? Schwierig, zu schwierig."

„Bleibt ein Unfall, ein inszenierter Unfall.
Sie könnte dir eine Falle stellen. Aber welche?"

Joachim: „Sie wird eine Falle stellen."
Marc: „Aber welche?"
Joachim: „Wir müssen ihr eine Falle nahelegen."
Marc: „Vorschlagen?!"
Joachim: „Indirekt."

„Du kennst doch die alte Seilbrücke in den Alpen. Das könnte eine Idee sein. Die Seilbrücke! Früher habe ich immer auf meiner Seilbrücke die Schicksals-Schlucht überquert. Ich hatte die vor etwa 20 Jahren selbst gebaut, mit einem befreundeten Techniker. Noch vor ein paar Jahren wollte ich über meine Seilbrücke gehen; ich traue der Konstruktion das auch zu. Birgit hatte die Idee als „Dummheit" bezeichnet, ich sei doch kein kleiner Junge mehr. Und mein Gewicht sei doch auch erheblich angewachsen. Ich hab's dann gelassen."

„Wenn ich ihr jetzt schreibe, dass ich mich inzwischen so alt fühle, dass ich vielleicht nicht mehr lange zu leben habe und deshalb noch ein letztes Mal über meine Brücke gehen will, um mit ihr eine Nacht auf meiner Alm zu verbringen, dann könnte sie auf die Idee kommen, die Brücke zu manipulieren. Ich hatte ihr beim letzten Ausflug dort die Technik im Detail erläutert."

Wenn sie jetzt auf die Idee käme, die „Seele" der Brücke auszudünnen, müsste sie einen früheren Rückflug nehmen. Und damit sie sich traut, müsste ich die letzten drei Tage ihres Hongkong-Trips mit Freunden im Sommerhaus am Meer verbringen zum Feiern.

Für Birgit ist die Brücke noch ungefährlich, für mein Gewicht ist sie vielleicht nicht mehr sicher. Aber wenn ich ganz langsam und vorsichtig gehen würde, könnte es vielleicht klappen.

Wie gehen wir vor?

„Schreibe ihr zuerst, dass du nach ihrer Rückkehr nun doch den Ausflug über die Schlucht unternehmen möchtest. Mehr nicht. Sie wird abraten. Hoffe ich jedenfalls. Was meinst du?"

„Ich denke, sie wird abraten. Hat sie ja bisher jedes Mal getan."

„Dann schreibst du ihr, dass unsere „Bande" sich im Sommerhaus trifft, bis zum 20. Juni."

„Und meine letzte, dritte Nachricht wird die Bitte sein, mir einen Termin beim Schnarch-Experten zu besorgen. Diese Nachricht wird sie wie ein Schlag treffen und ins Grübeln bringen."

„Als dein Freund hoffe ich natürlich, dass sie sich nicht an der Brücke zu schaffen machen wird. Aber sicherheitshalber sollten wir jemanden bitten, die Brücke ab sofort ständig zu beobachten."

„Wir können den Biologen von der Alm beauftragen. Der ist dafür ideal geeignet."

„Es ist gut, dass du dich am Meer mit deinen Freunden triffst und für die drei Tage nicht zu Hause bist. Da bist du in Sicherheit. Und Birgit hat freie Bahn zum ungestörten Handeln. Wir werden abwarten, was geschieht.“

Birgit war ihrem Ziel schon ziemlich nahe. Sie hatte sich „liebevoll" um ihren reichen Ehemann gekümmert und ihn verwöhnt, allerdings dabei wissentlich mehr und mehr sein vorzeitiges Ableben zumindest in Kauf genommen. Ein sehr großes Erbe wäre ihr sicher gewesen. Die falsche Diät, der viele Alkohol, der Mangel an Bewegung, aber vor allem die Schlaftabletten und die Abschottung von medizinischer Hilfe hätten in dieser Ausprägung eher früher als später zur Katastrophe führen können – oder sollen...

Joachim hatte Glück, dass er während Birgits Abwesenheit in die Praxis eines HNO-Arztes kam, der sofort die richtige Diagnose stellte und ihn nachdrücklich auf die erheblichen Gefahren hinwies.

Am 22. Juni erschien in der Presse eine Nachricht mit dieser Schlagzeile:

„Tödliches Unglück auf privater Seilbrücke in den Alpen! Birgit W., Ehefrau des Großunternehmers Joachim W., stürzt beim Riss einer Seilbrücke mit ihrem Begleiter, dem Immobilienmakler Philipp T., in den Abgrund."

Birgit war wie erwartet einen Tag früher als ursprünglich geplant zurück geflogen, um dann sofort zum Haus in die Alpen zu fahren. Dort traf sie sich mit Philipp T., der ihr wohl bei der Umsetzung ihres Plans helfen sollte. Sie wollte sich an der Seilbrücke zu schaffen machen, die sie schon früher als zu morsch für das Gewicht von Joachim eingeschätzt hatte.

Wie der Biologe später zu Protokoll gab, hatte Birgit auf der Mitte der Brücke vermutlich irgendwelche Schwierigkeiten bekommen. Jedenfalls rief sie Philipp etwas zu. Philipp machte sich sofort auf den Weg zu ihr. Die Summe der Gewichte von Birgit und Philipp gemeinsam war deutlich höher als das Gewicht von Joachim allein... Manchmal können nur wenige Kilogramm über Leben und Tod entscheiden.

Joachim kam pünktlich zum verabredeten Termin in die Praxis und erzählte mir die ganze Geschichte.

Joachim wurde wieder gesund.

9. Kapitel | Ganz auf Abwehr (Bernd)

Jetzt bin ich mir nicht sicher, wie es weiter gehen soll. Nichts klappt mehr so, wie ich es mir vorstelle. Auch scheinen die Menschen in meiner Umgebung nicht mehr auf mich zu hören, wie ich es früher gewohnt war. Okay, ich kann mir alles leisten, habe ein schönes Haus, wir reisen viel, genießen das Leben in vollen Zügen – und doch soll es jetzt abwärts gehen. Das lasse ich nicht zu. Nicht mit mir.

Meine Geschichte fängt ganz vorne an, bei meiner Geburt. Meine Mutter starb bei meiner Geburt, und ich wuchs als Einzelkind meines Vaters auf. So richtig kümmern konnte er sich um mich nicht. Mein Vater war als berühmter Kunstmaler viel zu sehr mit sich beschäftigt. Immerhin war er sehr erfolgreich. So hatte mein Vater ein großes Vermögen angehäuft. Häuser, Autos, Grundstücke, Uhren und Schmuck. Aber das Beste sind seine Lieblingsbilder aus der späten Periode. All das hinterließ er mir, als ich vierzehn Jahre alt war. So fand ich mich plötzlich ohne Eltern wieder, aber in einem großartigen Nest.

Ich musste nichts lernen, nur ausgeben. Das sagt sich so leicht, ist es aber nicht. Die Vermögensverwalter sind so kompliziert. Sie wollen immer investieren, „damit das Vermögen nicht schrumpft, sondern größer wird."

Eigentlich ist das Quatsch. Denn wenn das Geld weniger wird, verkaufe ich ein Bild, und dann habe ich wieder einige Jahre Ruhe. Und die Häuser und Grundstücke arbeiten ja ganz alleine für mich.

Meine Gisela lernte ich sehr früh kennen. Ich hatte viele gute Möglichkeiten, bin aber nicht der Typ Playboy. Ziemlich schnell wusste ich, dass Gisela die richtige Ergänzung für mein Leben ist. Sie sieht sehr gut aus, bleibt aber bescheiden, fast genügsam und sieht ihre Hauptaufgabe in der Zufriedenheit ihres Mannes. Unsere Kinder, zwei Mädchen und ein Junge, wurden in dieses Glück hineingeboren und kennen keine wirtschaftliche Not. Gisela kümmert sich nun um vier: um mich und die drei Kinder. Inzwischen sind die auch schon erwachsen und entwickeln sich gut. Und sie wissen wie man Geld ausgibt. Erst letztes Jahr habe ich wieder eines der Gemälde meines Vaters versteigern lassen müssen: ein großer Erfolg.

Inzwischen sind Gisela und ich sogar schon Großeltern und genießen die guten Seiten des Lebens.

Wenn nicht das Schnarchen wäre.

Ich bin es gewohnt, dass ich für Geld alles kaufen kann. Also ging ich zu einem bekannten Arzt und Professor zur Beratung. Wenn einer schon Professor ist, dann sollte er mir auch helfen können. Eines vorweg: Das hat nicht geklappt.

Die Praxis ist sehr schön, und Zeit nimmt sich Prof. Dr. Jensen ja auch. Er fragt viel, untersucht viel, er geht vor wie ein Detektiv. Er scheint nicht zufrieden, bis er alle Details kennt, die etwas mit dem Schnarchen zu tun haben können. Sprüche macht der, kaum zu glauben. Er sagt anlässlich der „Erhebung der Vorgeschichte“ Sätze wie „Es ist hier wie auf dem Kriminalkommissariat, und Sie sind der Zeuge.“

Dann die Untersuchungen. Penibel. Warum so viel Aufwand?
Er will eben ganz genau wissen, wie das Schnarchen bei mir zustande kommt. Vorher werde er keine Entscheidung treffen.
Dann sitzen wir zum abschließenden Gespräch zusammen, Gisela, der Professor und ich. Er hat darauf bestanden, dass Gisela dabei ist.

Erstens soll ich ein heftiges Schlafapnoesyndrom haben. Das bedeutet, dass er bei meinem Schnarchen auch Atemaussetzer entdeckt habe. Die seien die Ursache für die Müdigkeit am Tag. Ich bin tatsächlich oft müde.

Zweitens sollen die Atemaussetzer mit dem nächtlichen Absinken der Sauerstoffsättigung auch verantwortlich sein für meinen zu hohen Blutdruck. Na und, da gibt es doch Medikamente.

Und er spricht – drittens – von der Gefahr, dass ich andere Krankheiten dazu bekommen kann wie Herzinfarkt, Schlaganfall und Impotenz. Eigentlich geht ihn das Thema doch überhaupt nichts an.

Ich solle sehr bald zu einem Herzspezialisten gehen und mich gründlich untersuchen lassen. Nun ja, aber das ist doch wirklich meine Entscheidung, was hat er als HNO-Arzt damit zu tun?

Wo bleibt seine konstruktive Therapie? Ich denke, er soll mir gegen mein Schnarchen helfen und nicht schwadronieren über das Herz oder den Blutdruck oder gar über Impotenz! Das geht ihn nichts an. Punkt.

Dann redet er von meinem Gewicht. Viel zu viel Gewicht. Ich sage ihm, wie teuer jedes Kilo gewesen sei. Er spricht von Bewegungsmangel. Wenn er wüsste, was für ein schönes Auto wir haben, und nicht nur eins. Und die Familie hat noch diverse weitere Autos. Da soll ich zu Fuß gehen? Kann doch nicht sein Ernst sein.

Er schlägt Sport vor. Ich ahnte es. Also doch. Jetzt muss ich energisch einschreiten. Sonst kommt Gisela noch auf falsche Gedanken. Nein, mit Sport habe ich nicht viel zu tun. Nur mit Eishockey. Bei fast jedem Heimspiel sitze ich als Sponsor in der VIP-Lounge, und da gibt es vorzügliches Essen. Und nebenbei auch Trinken. Die Damen dort, die hübschen jungen Damen, schenken unaufgefordert nach, da braucht man kein Wort zu sagen. Der Sport gefällt mir.

Prompt geht es jetzt um den Alkohol. Der müsse „auf ein Minimum" beschränkt werden. Nein. Das geht nicht. Kommt nicht in Frage. Punkt. Gisela sitzt ganz still daneben. Sie kennt mich.

Ich soll nicht mehr auf dem Rücken schlafen. Wie soll das denn gehen? Es gibt da Möglichkeiten, die Rückenlage zu vermeiden.

Mir reicht es so langsam. Aber jetzt sitze ich schon mal hier, dann kann ich mir den Rest auch noch anhören.

Ansonsten kommen nur noch zwei Möglichkeiten in Betracht, sagt er. Na also, geht doch; er kommt endlich zum Schluss.

Das Beste für Sie wäre „A" eine Schlafmaske, die die Atemwege im Schlaf bei der Einatmung durch Überdruck freihält und so eine bessere Versorgung mit Raumluft gewährleistet. Wie bitte? Eine Maschine am Bett und eine Maske auf dem Gesicht? Gisela, was meinst du? Sie weiß nicht... Wenn es sein muss. Wenn du sonst ernsthaft krank werden kannst?

Und die Lösung B?

Eine Operation. Aber mit weniger guten Karten für die vollständige Beseitigung der Atemaussetzer.

Dann bitte noch einmal zu Lösung A. Habe ich wirklich nur die Wahl zwischen Maschine mit Maske oder Operationen?

Er fängt wieder an, spricht von Änderung der Ernährung, von Alkohol und Sport.

Ob ich die Maske mal ausprobieren kann. Da lächelt der Arzt zufrieden. Auf diese Lösung wollte er offenbar von Anfang an hinaus. Wenn ich hier wieder raus will, muss ich jetzt mitmachen. Ich entscheide mich für das kleinste Übel: die Maske. Die kann man ja nutzen oder nicht nutzen.

Als könne er Gedanken lesen, fügt er noch hinzu: Ich verordne Ihnen eine Maske. Sie gehen in ein Schlaflabor, und die kümmern sich dann um alles Weitere. Und denken Sie daran: Nichts tun ist in Ihrer Situation das Gefährlichste für Ihre Gesundheit.

Wir sind draußen. Endlich. Freundlich ist der Arzt ja. Aber seine Vorschläge sind doch nicht akzeptabel. Lauter schlechte Nachrichten. Wo bleibt da das Positive?

Gisela fragt, ob ich nicht doch besser auf den Arzt hören will. Ich lehne kategorisch ab. Aber sie habe Angst. Ich habe keine Angst. Deshalb kommt die Maske nicht in mein Schlafzimmer.

Ein Jahr später machen wir Urlaub. In Hamburg gibt es ein sehr schönes Hotel an der Alster; wir buchen eine Suite mit zwei Schlafzimmern, das Essen ist gut. Und ich kann ja mal im Pool schwimmen gehen; oder im Whirlpool. Ist ja auch Sport.
Im Hotel bekam ich dann meinen ersten Herzinfarkt. Das war knapp. Wenn nicht so schnell der Notarzt gekommen wäre, würde ich mir die Welt jetzt von ganz oben ansehen.

Der Kardiologe in der Klinik fragt mich beim Entlassungsgespräch wieder nach den gleichen Themen. Schnarchen? Ja. Atemaussetzer? Könnte sein. Alkohol? Geht so. Ob ich Sport treiben würde. Eishockey.

Er würde ein Schlaflabor empfehlen und eine entsprechende Maske. Okay, wenn mein Leben davon abhängt. Sie haben es genau richtig gesagt. Ihr Leben hängt davon ab. Die Maske öffnet mit Überdruck von Raumluft Ihren Atemweg im Schlaf immer dann, wenn Sie einatmen wollen, und oft nicht können.

Gisela war erleichtert. Ich habe nun so eine Maske. Spaß macht die nicht. Ich trage die auch nicht immer. Anlässlich der Kontrolluntersuchung beim Schlaflabor haben die dann die Maske „ausgelesen“, tatsächlich: Da kam dann heraus, dass ich die Maske nur in 28 von 100 Stunden getragen habe. Ich sei nicht konsequent.

Ich gelobte Besserung.

Seit gestern schleiche ich mich jetzt mittags für fünfzehn Minuten ins Schlafzimmer, setze die Maske auf und schalte sie an. Ich inhaliere dann tief, damit die Maske mir Sauerstoff geben kann, auf Vorrat eben. Clever bin ich ja. Gisela darf natürlich nichts davon wissen.

9. Kapitel | Ganz auf Abwehr (Gisela)

Uns geht's gut. Wir haben alles. Mein Mann hat ein beträchtliches Vermögen geerbt, das uns ein sehr schönes Leben erlaubt. Arbeiten müssen wir beide nicht. Und doch kann das Leben ganz schön schwer sein.

Wenn er doch nicht so eigenwillig wär! Er will sein Schnarchen nicht wahrhaben. Ich halte ja gerne viel aus, wenn es für unsere Ehe gut ist. Aber es wird langsam unerträglich. Das würde ich ihm natürlich nicht sagen. Das könnte er nicht vertragen. Immerhin darf ich im eigenen Zimmer schlafen; so stören mich seine lauten Geräusche nachts nicht mehr. Er schnarcht wirklich sehr laut. Und der Professor Jensen hatte recht: Da sind auch Atemaussetzer dabei. Viele sogar. Da kann man schon Angst bekommen, wenn man daneben liegt und mit anhören muss, wie der Mann keine Luft mehr kriegt.

Und die Risiken, von denen Herr Jensen so nachdrücklich sprach, sind ja alle richtig beschrieben. Bernd hat einen zu hohen Blutdruck. Mag sein, dass die Medikamente dagegen helfen. Aber seine Grundeinstellung zum Leben hat immer noch einen zu hohen Blutdruck. Er kann schon sehr unangenehm werden, wenn etwas nicht nach seinem Willen läuft.

Und jetzt im Alter laufen die Dinge eben nicht mehr so wie früher. Oft ist er am Tag so müde, dass er Mittagsschlaf halten muss. Manchmal merke ich neuerdings, dass er sich unter irgendeinem Vorwand ins Schlafzimmer zurückzieht.

Dann der Herzinfarkt neulich im Urlaub in Hamburg. Ich war in Panik. Er ist dem Tod gerade noch von der Schippe gesprungen. Der Stationsarzt hatte mich mal beiseite genommen und mich dringend gebeten, auf meinen Mann einzuwirken, dass er seine Lebensweise ändert. Sonst gäbe es eine Katastrophe. Ich habe ihm gesagt, dass die Katastrophe kommen werde, denn zur Vernunft bringen kann ihn niemand. Mein Bernd macht, was er will.

Und dann lässt seine Kraft im Bett auch nach. Das trifft meinen Bernd sehr. Sehr hart, oder wenn man so will, sehr weich. Jedenfalls kann er damit nicht gut umgehen. Früher musste ich mir jede Nacht große Mühe geben, damit er auf seine Kosten kommt. Irgendwann war dieser Weg dann auch vorbei.

Bernd hat sich dann Medikamente besorgt, die ihm helfen. Ihm helfen, mir nicht. Für mich sind die Tabletten keine Freude, sondern eine Qual. Er nennt sie „die blauen Tabletten". Die sind nicht von der Natur vorgesehen, sondern von der Pharmaindustrie. Wissen die nicht, was es bedeutet, wenn der Mann die blauen Tabletten nimmt, damit ihm das Stehvermögen sicher ist? Was es für die siebzigjährige Ehefrau bedeutet, wenn er (Hurra!) seinen Spaß hat und sie (Oh Gott, nicht schon wieder!) aushalten muss?

Ich bin im Laufe der Jahre still geworden. Es ist nicht leicht, mit diesem Mann zu leben. Ich werde still und bescheiden mein Schicksal annehmen. Ändern kann ich es nicht.

Bernd hat eine eigenartige Persönlichkeit. So selten sind solche Männer gar nicht. Als Arzt merkt man relativ schnell, dass der Patient nicht wirklich zuhört.

Bernd hört zwar zu, aber er lehnt die Argumente innerlich aktiv ab. Er will nicht verstehen, er will nicht akzeptieren. Er kennt keine Schwäche. Er hat keine Schwäche. Er ist der Größte.

Die Aufgabe des Arztes ist in diesen Fällen die eindringliche Aufklärung. Kommen die Argumente nicht an, ist da noch die Ehefrau, die auf ihn einwirken kann. Diese Ehefrauen haben aber manchmal keine Chance gegen ihren Mann. Auch nicht für ihren Mann.

Gesundheit und Freiheit sind für den Menschen das Wichtigste. Freiheit bedeutet auch, dass der Mensch Fehler machen darf. Auch grobe Fehler. Wenn der „aufgeklärte" Patient nicht „hören" will, ist das selbstverständlich seine Sache. Allerdings handelt ein Mann wie Bernd nicht nur für sich, sondern auch gegen die Interessen seiner Ehefrau und vielleicht auch die der Familie.

Bernd will nicht verstehen, Bernd kann vielleicht auch nicht verstehen.

Es gibt solche Fälle. Als Arzt kann man seinen Patienten nicht zwingen. So muss das Schicksal dann wohl seinen Lauf nehmen...

Was war eigentlich der ursprüngliche Grund, zu diesem Hals-Nasen-Ohrenarzt zu gehen? War es das Schnarchen? Die Schwellung am Hals? Wie auch immer, ich kann mich nicht mehr so recht erinnern. Diese Schwellung am Hals stellte sich als harmlos heraus. Keine Operation, vielleicht geht das auch so, mit Medikamenten, wieder vorbei. Ich ahnte ja nicht, was aus dieser Begegnung noch werden würde.

Im abschließenden Gespräch teilte mir Doc Jensen noch mit, dass er den Verdacht habe, ich würde schnarchen. Jedenfalls habe er den dringenden Verdacht. Ob ich denn schnarchen würde. Ja doch, da hatte er recht. Ob ich morgens oder am Tage allgemein eher müde sei, unerklärlich müde. Und was meine Frau zu dem Thema sagen würde.

Das waren nun Fragen, zu denen es viel zu sagen gibt. Er habe Zeit, er würde sich alles Wichtige anhören.

Als Mann immer noch in den besten Jahren, so Mitte der Sechziger, fühle ich mich doch noch sehr leistungsfähig. Ich bin kein Angeber, aber mein Leben läuft schon ziemlich ungewöhnlich. Ich fühle mich fit, jedenfalls fit genug, ein recht aufwändiges Leben zu führen. Mein Lebensinhalt früher waren schon immer Sportwagen, auch Rennwagen, und Frauen, besonders Frauen, die man als „Rennwagen" bezeichnen würde, wenn sie Autos wären. Ein gutes Fahrgestell und eine herausragende Leistung sind mir schon immer wichtig gewesen. Und Sportwagen müssen auch etwas fürs Auge bieten, dann macht die Beziehung zum Motorsport noch mehr Spaß.

Ja, der Doc hatte schon recht. Meine Damen früher und meine Partnerin heute hatten schon gelegentlich angemerkt, dass ich, sagen wir mal so, „hin und wieder“ Geräusche im Ansaugtrakt von mir geben würde; aber wirklich beschwert hatte sich keine. Alle waren sich sicher, dass Alkohol schon eine auslösende Ursache darstellt.

Das Bett ist in meinen Augen eine Fahrbahn, manchmal auch eine Rennstrecke, und so waren die Damen und Mädels nach einigen Runden meist so reif für eine Pause, dass sie tief und fest schliefen. Beschwert hatte sich bis vor einigen Jahren noch keine. Und ich selbst war auch zufrieden, wenngleich sich eine Tagesmüdigkeit schon langsam bemerkbar machte. Das aber war doch kein Wunder bei der Kilometerleistung, die ich nachts mit Freuden absolvierte.

Mein Leben lief also lange auf der Überholspur. Inzwischen bin ich längst monogam. Feodora ist eine klasse Frau. Sie ist die Einzige, mit der ich auf Dauer gut zurecht komme. Ohne nach anderen Frauen zu schauen.

Der Doc ist cool, er hört sich unbeeindruckt meine historischen „Autogeschichten“ an. Ablehnung ist nicht zu spüren, eher sein Einfühlungsvermögen.

Ein Spruch ist mir im Gedächtnis geblieben: „Behandle den Patienten wie deinen besten Freund!“ Er hatte noch hinzugefügt, wie belastend eine solche Einstellung gerade in der Medizin (für den Arzt) sein könne.

Ein gutes halbes Jahr später machte ich wieder einen Termin bei ihm. Diesmal ging es um die linke Halsseite. Da fühlte ich beim Rasieren die Andeutung eines Knotens. Sicher ist sicher. Wieder Ultraschall. Die Unterkieferspeicheldrüse war vergrößert. Er untersuchte wieder sehr gründlich. Und es folgte ein Gespräch wie beim letzten Mal. Ich erzählte von meinen letzten Reisen mit den verschiedenen Sportwagen, vom Flügeltürer und vom Maybach. Und von meinen Reisen in Feodoras Begleitung.

Jetzt sollte ich ein Gerät mit nach Hause nehmen, das die Einzelheiten des Schnarchens aufzeichnet: Screening. Nach zwei Nächten wertete er die Daten aus und bestätigte die Diagnose des Schnarchens mit Atemaussetzern.

Er sagte, dass neben der Unterkieferspeicheldrüse auch Lymphknoten liegen, die in Beziehung zum Zungengrund stehen können. Er wolle sich sicherheitshalber den Zungengrund noch einmal genauer ansehen. Der sei wohl in erster Linie verantwortlich für mein Schnarchen. Bevor ich es mich versah, hatte er einen Handschuh an und war im nächsten Moment schon fertig mit dem Austasten meines Rachens. Das ist nicht angenehm, aber es ging sehr schnell.

Er erklärte mir sehr anschaulich, wo der Zungengrund im Rachen liegt: Hinter der Zungenspitze liegt der „Zungenrücken“ (was ich im Spiegel sehen kann); dahinter geht's abwärts, das ist der Zungengrund. Er hat recht; da hatte ich eben gerade seinen langen Finger gespürt…

Mein Zungengrund sei dicker als üblich. Dort liegt Mandelgewebe (kennt sonst keiner außer den HNO-Docs), und das sei bei mir „prominent“. Ob das ein Kompliment sei, fragte ich. Naja, Prominenz müsse man sich leisten können. Er schmunzelte. Jedenfalls wurde ein MRT gefertigt.

Die Diagnose „Verdacht auf eine dringend abklärungswürdige Erkrankung am Hals links“ war verunsichernd. Die rechte Seite war übrigens wieder okay. Der Doc schlug eine Operation vor: Er wolle sich in Narkose in meinem Hals umsehen und anschließend die Drüse entfernen und womöglich auffällige Lymphknoten in der Gegend. Die weitere Diagnostik des Schnarchens müsse demgegenüber zunächst in den Hintergrund treten.

Vor der Operation kam ich zum Doc für die Aufklärung und Einverständniserklärung. „Der Hals ist ein Kabelschacht.“ Ich verstand, wie beim Auto. Dort liegen sehr wichtige Strukturen, auch Nerven, und alles was den Kopf mit dem Rumpf verbindet.

Er erklärt geduldig und malt an seiner Tafel auch die räumlichen Beziehungen auf. Ich verstehe. Angst habe ich daher nicht, denn der weiß Bescheid, der kennt die Strecke; ich fühle mich sicher.

Die Operation war bald vorbei. Mir ging es schnell wieder gut. Es stellte sich eine Metastase an der linken Halsseite heraus. Eine Metastase ist die Tochtergeschwulst einer Muttergeschwulst. Eine Muttergeschwulst, ein Karzinom habe er bei seinem „inneren Rundkurs“ nicht feststellen können.

Diese Diagnose drohte mich umzuhauen. Doc Jensen wurde auch entsprechend ernst. Er erklärte mir alle Möglichkeiten des Sitzes der Muttergeschwulst. Es gelte jetzt, diesen „Primärtumor“ ausfindig zu machen, damit dann eine entsprechende Therapie eingeleitet werden könne.

Ohne Kenntnis des Primärtumors werde möglichst keine Entscheidung zum weiteren Vorgehen getroffen. Eine neue innere Rundschau sei erforderlich, dieses Mal mit Gewebeproben „aus der Tiefe“. Er nannte mir die in Frage kommenden Lokalisationen, „die üblichen Verdächtigen“, siehe den Filmklassiker „Casablanca“. Und zusätzlich müsse nun das gesamte Gebiet um die Metastase herum entfernt, saniert werden. Der Kabelschacht. Er nennt die Operation „Neck dissection“

Nach der Operation war wieder alles okay. Alles heilte bestens, es gab kaum Schmerzen. Später traf dann das Ergebnis der feingeweblichen Untersuchungen ein: In der Tiefe des Zungengrundes links saß nun also die „Muttergeschwulst“, ein Karzinom. Den Zungengrund kenne ich ja inzwischen. Doc Jensen nahm sich wieder viel Zeit, um mir zu erklären, wie es weitergehen müsste.

Ich lernte: Die Operation der bösartigen Geschwulst am Zungengrund ist besonders schwierig wegen der schlechten Erreichbarkeit. Er schlug mir einen Eingriff durch die Mund-Kiefer-Gesichtschirurgen vor. Die sind für das Durchtrennen des Unterkieferbogens zur Eröffnung eines übersichtlichen Zugangs zum Tumor zuständig. Bei der letzten Operation hatte ich im Krankenhaus einen Patienten kennengelernt, der genau diese Unterkieferoperation wegen eines Zungengrundkarzinoms hinter sich hatte.

„Das will ich keinesfalls. So möchte ich nicht aussehen!“ Ich bin da ganz entschieden. Das kommt für mich nicht in Frage. Doc Jensen blickte mich ernst an: „Das Aussehen ist das Eine, das Überleben das Andere.“ Die Krankheit ist ernst.

Ich bat ihn, eine andere Möglichkeit zu finden. Er schlug Chemotherapie und Strahlentherapie vor. Ihm war deutlich anzumerken, dass er selbst diese Variante nicht wirklich gutheißen würde. „Würden Sie Chemotherapie und Strahlentherapie bei sich machen lassen?“ fragte ich. „Ehrlich gesagt eher nicht. Jedenfalls nicht als erste Behandlung.“ Er wurde noch ernster. Die Chancen auf eine vollständige Heilung des Tumors seien allemal nicht sicher bei dieser Erkrankung. Ohne Behandlung würde die Krankheit aber mit Sicherheit in eine Katastrophe einmünden. Mit Chemotherapie und/oder Strahlentherapie wären die Chancen zwar besser. Im Falle eines Resttumors seien dann aber die Möglichkeiten einer weiteren Behandlung – zum Beispiel einer Operation – durch die Narben nach Bestrahlung ziemlich verbaut. Am sympathischsten sei die von ihm vorgeschlagene Operation; wenn danach wieder ein Resttumor oder ein neuer Tumor auftrete, blieben dann immer noch die Möglichkeiten der Chemotherapie und der Bestrahlung, anders herum nicht.

Es wurde ein langes Gespräch, das ich nie vergessen werde. Hier sollte sich mein weiteres Leben, ja mein Schicksal entscheiden:

Ob mein Doc eine Behandlung auch ohne die Unterkieferoperation durchführen könne. Er könne es versuchen. Vorübergehend müsse ein Luftröhrenschnitt sein. Auch müsse die rechte Seite des Halses von den Lymphknoten befreit werden, weil der Tumor im Zungengrund, also in einer mittleren Region, liege und in beide Richtungen metastasieren könne. Wieder der Kabelschacht. Und manchmal müsse je nach histologischem Ergebnis noch eine weitere Operation nachgeschoben werden. Alles sei sehr schwierig.

Ich bestand schließlich auf diesem Plan. Irgendwann muss jeder sterben. Er wehrte ab: „So schnell schießen die Preußen nicht." Wir sollten beide zuversichtlich an die Zukunft herangehen.

Ich hatte Vertrauen. Und notfalls könnte ich immer noch in der Schweiz meinem Leben ein Ende...

Die Operationen waren nicht so schlimm wie befürchtet. der Luftröhrenschnitt machte mir zwei Wochen zu schaffen, wurde dann aber rasch verschlossen. Weitere Metastasen wurden nicht gefunden. Er begleitete mich die ganze Zeit engmaschig, war jederzeit für mich erreichbar. Wir gingen gelegentlich gemeinsam spazieren und führten schöne und wertvolle Gespräche. So wurden wir Freunde und duzen uns inzwischen.

Jetzt ist die Krankheit überstanden. Die bildgebenden Verfahren mit MRT und PET stimmen optimistisch. Ich habe die Tumorkrankheit voraussichtlich erfolgreich überstanden. Ich kann mein Leben wieder so führen wie vor der bösen Diagnose – jedoch mit einem wichtigen Unterschied: Ich bin viel nachdenklicher und dankbarer geworden. Und ich genieße mein Leben noch deutlich bewusster als vorher. Man wird eben irgendwann erwachsen.

Doc Jensen sagt, dass ich mit großer Sicherheit die Krankheit überstanden habe, wenngleich es natürlich bei einer solchen (wie sich auch noch herausstellte „virusbedingten") Tumorart keine Garantie geben könne. Ich müsse regelmäßig zur Nachsorge kommen.

Beim letzten Besuch in der Praxis sprach Doc Jensen die weitere Zukunft an: regelmäßige Nachsorge. Und ob ich schon einmal ans Heiraten gedacht habe. Er hat recht: Ich werde meine Partnerin auf dieses Thema ansprechen. Sie hat immer, auch in dieser Tumorzeit, zu mir gestanden ohne jedes ungeduldige oder zweifelnde Wort. Ohne eine gute Frau ist der Mann unvollständig. Und fast hätte ich's vergessen: Das Schnarchen ist nun kein Thema mehr. Im Rachen ist jetzt „Platz satt".

10. Kapitel | Vorfahrt achten (Feodora)

Dieser Mann ist für eine Frau kein leichtes Unterfangen. Er führte früher ein Leben auf der Überholspur. An seiner Seite konnte es nie langweilig werden. Er hat eine sehr bewegte Vorgeschichte, was den Motorsport und die Damenwelt angeht. Mir sind seine damaligen Eskapaden nicht entgangen. Umso glücklicher und auch dankbarer bin ich, die erste Frau an seiner Seite zu sein, die für ihn „wirklich in Betracht kommt".

Ein Leben auf diesem Niveau würde Max als eine „hohe Drehzahl" bezeichnen. Er kennt meist nur Superlative. Mit Ende 60 wird er ein wenig ruhiger, aber das hat nun auch einen besonderen Grund.

Max weiß, was Frauen gefällt. Das merken natürlich auch die anderen Damen. Konkurrenz belebt das Geschäft, und wer am Ende siegt, hat gewonnen: The winner takes it all. Und so läuft das Leben mit ihm am Limit. Reisen, Autos, Kunst, Musik, Sex. Max gibt Gas.

Dann fing er zu schnarchen. Nun, das kommt schon mal vor. Wer eine Freundin hat weiß, dass dieses Thema bei Männern nicht selten ist. Wer mehrere Freundinnen hat, weiß, dass dieses Thema normal ist. Männer schnarchen.

Max ist nicht dick. Max sieht gut aus, ist eine gewinnende Erscheinung, weiß sich in der besten Gesellschaft sicher zu bewegen.

Das Schnarchen nahm zu, und es musste etwas geschehen. Mit Atemaussetzern ist nicht zu spaßen. Sein Arzt befragte und untersuchte ihn sehr gründlich; und es musste eine umfassende Therapie her.

Dann stellte sich heraus, dass in seinem Rachen ein bösartiger Tumor wuchs. Die Behandlung des Karzinoms hatte ab da natürlich „Vorfahrt".

Ich werde diese Zeit seiner Tumorkrankheit nie vergessen. Die Unsicherheit, das Warten auf die Ergebnisse der histologischen Untersuchungen, die niederschmetternde Diagnose, die Operationen, die Nachsorge, die MRTs. Das war eine sehr schwere Zeit, für ihn und auch für mich.

Inzwischen ist er wieder gesund. Soweit man von Gesundheit sprechen darf. Es stehen regelmäßige weitere Untersuchungen an: Tumornachsorge. Wir haben Hoffnung, Max, sein Arzt und ich.

Max schnarcht nicht mehr. Der Tumor ist Geschichte. Aber Max hat sich verändert. Max ist bescheidener geworden, etwas ruhiger auch. Und Max ist weniger ein Schmetterling, eher ein Adler. Ich liebe meinen Adler. Wie schön, dass die schlimme Sorge aus dem Kopf ist. Max und ich sind jetzt noch fester zusammen als vorher.

Eine große Operation des Zungengrundes bei einer sehr ausgeprägten (prominenten) gutartigen Zungengrundmandel als Ursache des Schnarchens ist in den meisten Fällen sehr aufwändig, oft sogar übertrieben aufwändig. Ein derart großer Eingriff ist nicht nur wegen der Nachblutungsgefahr gefährlich, sondern hinterlässt auch Spuren wie Schluckstörung, Schmeckstörung und Schmerzen, womöglich für Monate.

Ein Zungengrundkarzinom dagegen ist eine noch schlimmere Diagnose, die zum Handeln zwingt. Es kommt wirklich sehr selten vor, dass jemand schnarcht und plötzlich ein bösartiger Tumor als Ursache in Erscheinung tritt. Diese Krankheit ist so ernst, dass kein Weg an einer konsequenten Therapie vorbei führt. Natürlich steht die Tumorbehandlung klar im Vordergrund, das Schnarchen wird zweitrangig, wird überholt. Ein Tumor hat Vorfahrt.

Diese Geschichte ist wichtig für dieses Buch: Sie zeigt die riesigen Herausforderungen bei der Beherrschung der vergrößerten Zungengrundmandel, die am Beispiel der Behandlung eines Karzinoms in der gleichen Region besonders deutlich werden. Dieses Vorgehen war sicher ein Wagnis, aber glücklicherweise ging schließlich alles gut. Die Prognose bleibt immer ein wenig unsicher; die Erfahrung mit dieser Tumorlokalisation liegt im Allgemeinen nicht im optimistischen Bereich, aber nach dem bisherigen Verlauf werden die Aussichten von Jahr zu Jahr besser.

Maximilian veränderte sich. Er wurde im Laufe der vergangenen Jahre ein doch eher nachdenklicher Patient, und dann auch ein Freund.
Gibt es nun doch bald eine Hochzeit?

Meine Freundin sagt, ich würde schnarchen. Ich merke nichts davon. So schlimm wird das schon nicht sein. Aber sie besteht darauf, dass ich da was machen lassen soll. Wie bitte?! Ich soll mich operieren lassen? Für meine Freundin? Soweit kommt es noch. Schnarchende Männer schützen ihre Frauen; sie vertreiben die wilden Tiere.

Wenn Christel nicht so hübsch wäre, würde ich mir eine neue Freundin suchen. Aber ich will ehrlich sein: Sie ist im Bett eine Granate. Jedenfalls ist sie gut. Also ganz ehrlich: Ich kenne keine bessere Frau. Na gut, sie ist meine erste und bisher auch einzige Freundin. Aber zufrieden bin ich schon mit ihr.

Kennengelernt habe ich sie vor einigen Jahren auf dem Gutshof am Rande der Kleinstadt. Sie verkauft da im Laden Spargel, Erdbeeren, Brot und Eier. Und was es da sonst noch gibt. Ich sollte damals für meine Eltern einkaufen. Sie fand mein Motorrad schick, und mir gefiel gleich ihr lustiges Gesicht.

Christel sieht wirklich sehr hübsch aus, wenn sie lacht. Sie lacht gerne. Das sieht man sofort. Ich habe sie dann eingeladen, am Abend mit mir eine Ausfahrt mit dem Motorrad zu machen. Sie hatte gleich ja gesagt.

Meine Freunde nutzen jede Gelegenheit, mich zu ärgern; sie haben immer und an allem etwas auszusetzen. Sie finden Christel etwas dick. Und das sagen sie dann ab und zu. Ich finde Christel nicht zu dick. Sie ist genau richtig. Und sie passt doch zu mir.

Seit drei Jahren haben wir nun zusammen eine kleine Wohnung. Die reicht für uns. Zum Gutshof ist es nicht weit. Ganz in der Nähe ist der Betrieb für Garten- und Landschaftsbau. Da arbeite ich. Mein Beruf macht mir Spaß. Immer im Freien. Unsere Truppe kommt irgendwo hin, wo ein schöner Garten angelegt werden soll, der Chef verhandelt mit den Leuten, sagt uns, was wir machen sollen, und nach ein paar Wochen sieht es da so schön aus, dass wir stolz sind auf unsere Arbeit.

Christel findet meine Arbeit auch gut. Unserem eigenen Garten sieht man inzwischen wirklich an, wer da im Häuschen wohnt. Und der Vermieter freut sich.

Also muss doch eine Lösung her. Ich bin nicht gerne allein. Und sie hat gesagt, dass sie nicht schlafen kann, wenn ich schnarche. Wo soll ich hingehen? Christel hat von einem Professor gehört, der sich mit der Behandlung des Schnarchens gut auskennt. Die Praxis ist zu weit entfernt. Nichts für mich.

Dann muss ich zu einem HNO-Arzt hier im Ort gehen. Da war ich schon einmal wegen Schwerhörigkeit. War aber nur Ohrenschmalz. Er hatte die Ohren sauber gemacht, und das Hören war wieder gut. Da gehe ich hin.

Er untersucht mich gründlich. Lassen Sie mal Ihre Nase sehen: Die Nasenscheidewand ist krumm. Es lohnt sich, die Nasenscheidewand zu operieren. Termin. Er hat Belegbetten im Krankenhaus. Nächste Woche bin ich dran. Operation in Narkose. Nach zwei Tagen mit ausgestopfter Nase zieht er die Tamponade raus und ich darf wieder nach Hause. Ich soll in zwei Tagen wiederkommen, zur Nachbehandlung.

Christel sagt, ich schnarche immer noch. Der Arzt: Das gibt sich. Geduld.

Nach zwei Monaten gehe ich wieder hin. Das Schnarchen ist nicht weg. Aber Sie bekommen doch besser Luft durch die Nase? Kann man so nicht sagen. Etwas besser vielleicht schon.

Dann wollen wir uns mal um das Gaumensegel kümmern.

Neuer Termin. Nächste OP. Starke Schmerzen im Hals. Erst blutet es ein bisschen; dann ein bisschen mehr. Dann blutet es richtig. Nachoperation. Danach blutet es nicht mehr. Ich darf nach Hause. Zwei Wochen später lassen die Schmerzen langsam nach. Das Schnarchen bleibt, ist aber etwas besser geworden. Christel ist enttäuscht. Ich bin etwas sauer.

Herr Doktor, die Nasenoperation war für die Katz. Die Gaumensegel-Operation hat auch nicht wirklich viel gebracht. Meine Freundin ist nicht zufrieden. Und mein Hals ist nicht in Ordnung. Schlucken geht nicht gut.

Warten Sie ab! Das gibt's. Und das gibt sich. Das dauert manchmal. Und er hat recht: Die Schmerzen sind inzwischen ganz weg. Nur das Schlucken ist anders als früher. Ich muss mich ganz genau konzentrieren, wenn ich esse und trinke. Es geht schon was runter beim Schlucken, ja, aber manchmal kommt beim Schlucken der Kaffee vorne aus der Nase raus. Nicht viel, nur ein wenig. Und meine Stimme klingt auch anders als vorher.

Das Schnarchen ist etwas weniger geworden, sagt Christel. An das komische Schlucken kann ich mich nicht gewöhnen. Es wird auch nicht besser, eher noch unangenehmer.

Der HNO-Arzt sagt, man muss viel Geduld haben und weiter warten.

Er gibt mir in der Praxis ein Glas Wasser und lässt mich einen Schluck nehmen. Als Wasser aus der Nase rauskommt, ist er erschrocken. Das ist mir nicht entgangen. Herr Doktor, wie soll es weitergehen?

Ich soll weiter warten.

Christel ruft den Professor Jensen an und fragt nach einem Termin. Sie erzählt ihm am Telefon, worum es geht und dass wir schon ein wenig verzweifelt sind.

Das ist eine schöne Praxis.

Nach der Befragung und der Untersuchung erklärt Herr Jensen, dass das Gaumensegel „zu kurz" geworden ist. Die Narben – vermutlich wohl auch wegen der Nachblutung damals – hätten das Gaumensegel so verkürzt, dass beim Schlucken der Abschluss nach oben nicht mehr ausreichend gewährleistet ist. Beim Sprechen entweicht auch Luft nach oben über die Nase, daher die Änderung des Stimmklanges. Das ist eine sehr seltene Komplikation. Den HNO-Arzt treffe keine Schuld.

Er empfiehlt eine Operation zur plastischen Korrektur des Gaumensegels. Das sei nicht leicht. Gewebe wegnehmen ist das Eine, Gewebe wieder hinzufügen etwas ganz Anderes. Er stellt sich an die Tafel im Besprechungszimmer und malt genau auf, was jetzt gemacht werden muss. Das klingt kompliziert.

Dann die Operation. Das Gaumensegel ist wieder da. Ich kann wieder schlucken. Die Stimme klingt wieder normal.

Zum Thema Schnarchen gibt mir Professor Jensen einige Tipps: Im Fitnessstudio muss ich „weniger Eisen biegen" und viel mehr Ausdauertraining machen. Alkohol sollte ich besser lassen. Er empfiehlt mir auch ein Shirt, das im Schlaf die Rückenlage verhindert.

Hat geklappt. Ich bin froh, dass ich das Schnarchen jetzt los bin. Christel auch. – Moment; sie ruft mich gerade an. Sie will mir etwas Wichtiges mitteilen.

11. Kapitel | Armes Segel (Christel)

Tim ist ein ganz prima Typ. Er ist immer gut zu mir. Manchmal braust er auch etwas auf, aber das wird mit der Zeit schon besser. Wir wohnen jetzt einige Jahre zusammen, dann kennt man sich, dann spielt sich die Beziehung ein. Wir verstehen uns ziemlich gut. Er mag an mir die kräftigen Rundungen, und mir gefallen an ihm die kräftigen Muskeln. Passt doch.

Manchmal benimmt er sich noch wie ein Schuljunge, ärgert mich, denkt nur an sich und redet den Blödsinn, den ihm die Freunde vormachen. Dann wieder, besonders nachts, ist er der liebe und fürsorgliche Mann, den ich mir wünsche, mit dem ich so gerne zusammen bin.

Tanzen ist eher nicht seine Sache. Mir gefällt das Tanzen sehr. Auf der letzten Party hatten alle schon ein wenig mehr getrunken, die Musik war genau richtig, und die ersten Pärchen fingen mit dem Gute-Laune-Tanzen an. Tim druckste lange herum. Als die Musik dann langsamer wurde, raffte er sich doch auf und tat mir den Gefallen. Tim braucht bei solchen Sachen ein wenig länger. Aber er ist doch ein prima Typ.

Als er anfing zu schnarchen, wusste ich sofort, dass das Schnarchen etwas mit der Menge des Alkohols zu tun hat. Ich habe ihm davon erzählt. Oh je, das war nicht gut für seine Laune. Er stritt alles ab. Er würde doch gar nicht schnarchen. Er hätte das überhaupt nicht gemerkt.

Als er dann immer mehr schnarchte, machte ich mir doch etwas Sorgen. Er wollte das immer noch nicht wahrhaben. So sind die Kerle, die empfinden alles gleich als Angriff.

So liege ich nun neben ihm und höre mir das Sägen an. Das ist ziemlich laut. Normalerweise würde ich ihn schubsen, aber heute Nacht denke ich nach, ganz ruhig. Eigentlich müsste ich weggehen, ausziehen, ohne ihn schlafen. Aber ehrlich gesagt liebe ich meinen Tim viel zu sehr. Ob er das weiß? Ich habe es ihm schon oft gesagt. Aber hört er dann wirklich richtig zu? Über Gefühle zu reden fällt ihm schwer. Lieber spricht er dann von der Natur, von Bäumen, Blumen und Gartenterrassen. Darin geht er ganz auf. Ja, er ist schon ein guter Mann.

Irgendwie muss ich schlafen. Wie soll das denn gehen bei der Geräuschkulisse? Ich könnte im Wohnzimmer auf der Couch schlafen. Immerhin besser als die ganze Nacht wach bleiben. Also nehme ich mein Kissen und die Decke und schleiche mich fort. Wie hat er das gemerkt? Halt, bleib hier! Wo willst du hin?

Ich wieder zurück ins Bett. Tim umarmt mich und schläft weiter. So ist es gut, so kann es immer bleiben.

Bleibt es aber nicht. Er dreht sich im Schlaf auf den Rücken – und fängt prompt wieder an zu schnarchen. Bei all den unangenehmen Geräuschen ist er doch mein Mann. Ich werde morgen mit ihm reden und auf einer Lösung bestehen.

Es dauerte einige Zeit, bis er nachgab. Aber dann wurde er wohl nachdenklich und ging zum Arzt. Wir hätten besser gleich zu Prof. Jensen gehen sollen, aber hinterher ist man immer schlauer. Tim fügte sich, ließ sich an der Nase und dann im Hals operieren.

Dummerweise wurde das Schnarchen dadurch nur ein wenig besser, aber das Schlucken eher schlechter. Tim war zwischenzeitlich völlig fertig, geradezu niedergeschlagen.

Zum Glück konnte Herr Jensen Tims Gaumensegel wieder herstellen, retten. Und nach dem intensiven Gespräch mit Prof. Jensen stellte Tim sein Leben dann doch um, ohne zu viel Alkohol und mit Ausdauersport. Er schnarcht jetzt nicht mehr, ist schlanker und wacher geworden – und färbt auf mich ab: Wir laufen jetzt so oft es geht gemeinsam. Das Laufen macht gesund. Unsere Stimmung ist super. Tim sprüht vor Ideen. Wir denken darüber nach, dass Tim sich selbständig macht und einen eigenen Betrieb für Garten- und Landschaftsbau gründet. Ich würde dann bei ihm mitarbeiten.

Wir sind sehr glücklich. Zusammen. Zu zweit. Oder besser zu dritt. Ich weiß es seit heute Mittag. Mein Bericht endet hier. Keine Zeit. Muss Tim die Neuigkeit erzählen.

11. Kapitel | Armes Segel (Resümee)

Tim und Christel sind ein ideales junges Paar. Tim braucht manchmal ein wenig Zeit, bis er versteht, dass man ihn nicht angreifen, sondern ihm helfen will. Die Komplikation bei der Operation des Gaumensegels ist zwar sehr selten, aber so „typisch", dass der Arzt darüber aufklären muss; das hatte er auch selbstverständlich getan. Tims Operateur hatte nach der Operation am Gaumensegel mit einer Nachblutung zu kämpfen, das kommt vor. Durch die Narbenbildung kann sich das Gaumensegel dann unglücklicherweise so verkürzen, dass das Schlucken nicht mehr normal funktioniert. Tim musste daher ein weiteres Mal operiert werden, bis sein Gaumensegel wieder funktionierte.

Christel ist glücklich, Tim ist glücklich, und demnächst gibt es in dieser jungen Familie eine ganz besondere Aufgabe, die beiden eine neue große Freude sein wird.

Planung und Ernte sind zwei meiner wesentlichen Prinzipien, wie im Beruf, so auch im Privatleben. Meine berufliche Entwicklung darf als perfekt gelten. Wirtschaft und Finanzen sind meine großen Leidenschaften; und nach langer Ausbildung und Weiterentwicklung blicke ich nun auf eine sehr erfolgreiche und am Markt bestens eingeführte eigene Firma, die mir ein auskömmliches Gestalten meines Privatlebens erlaubt.

Mit meinen Partnern hatte ich ziemlich viel Glück; man könnte fast sagen, ich hätte die freie Auswahl gehabt. Die Männer fliegen auf attraktive Frauen, das erlebe ich täglich. Doch gilt es, die richtige Auswahl zu treffen. So manch ein Schönling stellte sich bald als charakterschwach heraus oder gar als primitiv. Und wenn ich schließlich sehr sorgfältig alle wesentlichen Eigenschaften „abgeprüft" hatte, gab es doch hier und da Persönlichkeitsstrukturen, die sich erst nach Monaten des Zusammenlebens offenbarten. Oder alles lief gut, alles passte – bis dann irgendwann ein überschießendes männliches Temperament im Bett oder außerhalb des Schlafzimmers, ja auch außerhalb unserer gemeinsamen Beziehung, alles wieder zunichte machte.

Manche Männer neigen zu einer falsch verstandenen „Dominanz" im Umgang mit der Frau, die vielleicht gelegentlich auch passend sein mag, im Falle der Übertreibung aber alles verderben kann. Und nur wenige Männer vertragen auf Dauer eine Frau, die ihnen „das Wasser reichen" kann. Sie lassen dann ihre Muskeln spielen – oder sie ziehen sich womöglich in die Schmollecke zurück und verlieren ihre Attraktivität endgültig.

Für eine Frau mit meinen Möglichkeiten und Ansprüchen ist es also nicht immer ganz leicht, den „Richtigen" ausfindig zu machen, erst recht auf lange Sicht.

Umso wohltuender ist nun mein Leben, mein ganzes Leben, mein Liebesleben, seit ich Kai kennengelernt habe. Unsere Liebe begann vorsichtig, zart, rücksichtsvoll und erwartungsvoll. Der Spannungsbogen war lang und entsprechend aufregend. Eine derartige „Werbungsphase" mit stetiger Steigerung, Sehnsucht, Warten und Anlauf, Pausen, Neuanfang und schließlich Erfüllung hatte ich noch nie erlebt. Wir begegnen uns immer auf Augenhöhe, lernen alle Seiten voneinander kennen, gehen stets respektvoll miteinander um und vertrauen einander inzwischen blind. Auch zwischen uns gibt es manchmal Missverständnisse oder Spannungen, wer kennt das nicht? Aber wir streiten wenig, wir sprechen uns aus, gehen auf Besonderheiten auch besonders ein und „tragen uns so gegenseitig". Das ist Liebe.

Manchmal muss Kai für eine oder zwei Wochen auf Vortragsreise, aber das Wiedersehen ist nach der Trennung umso schöner und erfüllender. Laozi soll einmal gesagt haben: „Die Entfernung ist für die Liebe wie der Wind für das Feuer. Das starke facht er an, das schwache bläst er aus." Den Satz können wir unterschreiben.

Leider hat sich nun mein Schnarchen entwickelt, sodass Kai leidet, aber dann und deshalb auch ich.

Wie es nun mal so meine Art ist, bin ich aktiv geworden. Lesen, informieren, fragen, Hilfe suchen, kritisch hinterfragen, weiter suchen; ich habe das alles hinter mir. Ich möchte unsere Partnerschaft nicht belasten, auch nicht ein wenig. Ich möchte das Thema lösen.

Kai nahm meinen Schlaf nachts mit einer Videokamera auf. Im Netz fand ich Geräte für die Aufzeichnung von Puls und Sauerstoffsättigung im Blut, alles in einem Gerät, klein, leicht und mit intelligenter Software zur Auswertung. Und die Messergebnisse sprechen leider für einen unguten Trend: Mein Schnarchen wird schlimmer, und es entwickelt sich langsam ein „Schlafapnoesyndrom", also Schnarchen mit Atemaussetzern.

Jetzt brauche ich nun doch medizinische Hilfe, und ich erwarte eine individuelle abgewogene Hilfe mit Expertise. Jeder weiß, wie schwer es ist, im Netz den richtigen Treffer zu landen. Bewertungsportale auch von Ärzten sind wie Dating-Apps: Selbstdarstellungen müssen nicht unbedingt stimmen, und Bewertungen erinnern mich manchmal an die Sternchen bei Restaurants oder Hotels...

Nach mehreren „Pleiten", auf die ich nicht im Detail eingehen möchte, fand ich schließlich Michael Jensen, einen Arzt, der weniger als 100 Kilometer entfernt seine Praxis hat, Zeit ins Gespräch investiert, routiniert umfassende Daten sammelt und dann eine fundierte Entscheidung trifft, nach einer unvoreingenommenen Diskussion aller individuellen Möglichkeiten.

Er sah sich meine Videoclips und die mitgebrachten Parameter Puls und Sauerstoffsättigung an, verabredete ein neues umfassenderes Schlafscreening über zwei Nächte und danach eine endoskopische Untersuchung im Medikamenten-induzierten Schlaf. Erst danach könne eine fundierte Entscheidung über das passende therapeutische Vorgehen getroffen werden. „Während einer Besprechung, zu dritt": unbedingt beide betroffenen Personen, das Paar und der Arzt.

Ich telefonierte sofort mit Kai und verabredete den Termin für das entscheidende Gespräch zu dritt. Wörtlich fiel der Satz: „Kai, es hilft nichts, das Gespräch muss zu dritt stattfinden, ich finde das auch sehr plausibel. Es ist wichtig, dass du mit dabei bist; es geht ja schließlich um uns beide und unsere Zukunft. Komm bitte rechtzeitig zurück, auch wenn du deinen Flug umbuchen musst. – Oh, schön! Ja, ich hole dich am Flughafen ab. Ich bin dir sehr dankbar."

Herr Jensen eröffnete dann nach Abschluss aller Untersuchungen das Gespräch mit den Worten: „Das Schöne ist, dass ich nur gute Nachrichten für Sie beide habe." Die Atemaussetzer seien noch im milden Bereich, und der „Schnarchgenerator", den er durch die Endoskopie während meines Schlafes festgestellt hatte, war das morphologisch stark veränderte Gaumensegel in Kombination mit den deutlich vergrößerten Gaumenmandeln. „Bei Ihrer Figur, bei Ihrem Normalgewicht, bei dieser Konstellation mit einer auf lediglich eine Region beschränkten Ursache und bei Ihrer gesundheitlichen Konstitution sind die Chancen auf eine deutliche Besserung, wahrscheinlich Heilung – der Arzt darf aber nichts garantieren! – ausgesprochen günstig. Ich empfehle eine Operation, die werden Sie aller Voraussicht nach gut überstehen, und einige Wochen später haben Sie dann alles überstanden. Und ins Schlafzimmer wird dann Ruhe einkehren." Er strahlte eine große und ruhige Zuversicht aus. Kai und ich vertrauten ihm.

Nach umfassender Aufklärung mit Zeichnung an der Tafel fand der Eingriff an einem Freitag statt. Am Sonntag wurde ich entlassen. Die Schmerzen ließen schnell nach. Eine Nachblutung gab es nicht. Kai war wieder einmal weit weg unterwegs. Aber ich wurde auch allein schnell wieder gesund.

Prof. Jensen behielt recht. Am Schluss der Nachbetreuung war ihm die Freude über das Ergebnis deutlich anzumerken. Er erläuterte noch einmal, wie es zum Schnarchen und zu den Atemaussetzern gekommen war, nur um mich anschließend daran zu erinnern, dass ich auch in Zukunft meine gesunde Lebensweise mit vernünftigem Essen (und Trinken...) und Ausdauersport beibehalten solle. „Sonst geht das Ganze irgendwann von vorne los."

Etwa zwei Monate später wiederholten wir das Schlafscreening, und es bestätigte sich, was ich von Kai schon wusste: Das Schnarchen war und ist vorbei.

Michael Jensen teilte uns mit, dass er unsere gemeinsamen Erfahrungen gerne als ein lehrreiches Kapitel in sein geplantes Buch über das Schnarchen aufnehmen wolle. Wir stimmten zu. Am Ende gab er uns beiden eine Visitenkarte, auf deren Rückseite sein kontemplatives Gedicht, ein Sonett, gedruckt stand: „Denkflügel": „Lesen Sie das zu Hause, es hat nichts mit Religion, Esoterik oder gar Politik zu tun. Nur mit dem Sinn des Lebens."

Violet ist eine wunderbare Frau. Ich lernte sie während einer Rahmenveranstaltung am Rande eines Wirtschaftskongresses kennen. Es sollte zu Begegnungen zwischen Ökonomen und der Philosophie kommen – und es kam zur Begegnung. Ich sah sie zum ersten Mal, als sie nach meinem Vortrag über Johann Gottlieb Fichtes Begegnung mit Immanuel Kant ans Mikrophon trat und sich an der Diskussion beteiligte. Ich vergesse ihre Frage nicht, niemals. Sie stellte die Frage, in welchen Fällen die Hilfe zur Selbsthilfe mehr Sinn ergäbe als ein geforderter Kredit. Sie bezog diese Frage jetzt ausdrücklich auf die Beziehung zwischen großen Industrieländern und Staaten der Dritten Welt. Damit hatte sie exakt den Punkt getroffen, der mich zu dem Thema meines Vortrages ursprünglich bewegt hatte. Meine Antwort gefiel ihr, und sie stellte nun eine weitere Frage, die mich zu einer ausladenderen Antwort zwang. Uns beiden gefiel das Ping-Pong-Spiel sehr. Doch der Moderator schritt ein und schlug vor, dass dieses Thema im Verlauf des weiteren Abends nach Ende der Veranstaltung auch im kleinen Kreis weiter erörtert werden könne.

Das war im Nachhinein betrachtet eine hervorragende Idee, denn wir trafen uns ein wenig abseits der Bar des Hotels, bestellten einige Longdrinks und diskutierten bis in die Nacht. Es war wundervoll: Violet hatte einen kristallklaren Geist und – wie sich schnell herausstellte – eine Neigung zum konsequenten Durchdringen eines Themas, wenn es sie denn wirklich beschäftigte. Unsere Diskussion allein an diesem Abend wäre ein Essay in einer Zeitschrift für Wirtschaftsethik wert gewesen. Unsere Ansichten lagen nicht weit auseinander, und Schritt für Schritt kamen wir zu einem Ergebnis, das uns gemeinsam das Gefühl einer kreativen Lösung für allerlei drängende Probleme auf dieser Welt gab.

Bald verließen wir die Hotellobby, um auf der Terrasse noch die laue Sommerluft zu genießen. Wir waren uns einig darin, einen kleinen Sieg errungen zu haben, und vergaßen die Zeit. Wir schauten uns lange tief in die Augen. Violet berührte mich unvermittelt am Oberarm und löste dabei bei in mir einen kleinen ungewohnten Schauer aus. Was ging hier vor? Ich wurde etwas unsicher, was das zu bedeuten habe, und Violet wich auch schnell wieder zurück. Wieder berührte sie mich, diesmal mit den Augen. Ihr Blick war tatsächlich fast eine Berührung, wie ein sanftes Drängen, eher Ziehen. Meine Unsicherheit wuchs. Ich wusste nicht, wie ich mich verhalten sollte.

Ich verdarb alles, indem ich auf die Uhr schaute und vorschlug, dass wir uns morgen früh beim Frühstück weiter unterhalten könnten; ich sei müde und erschöpft. So gingen beide auf das Hotelzimmer. Ich rief sie vor dem Einschlafen noch kurz an, sagte ihr, dass ich den Abend als besonders angenehm empfunden hätte, und wünschte ihr eine gute Nacht. Sie antwortete kurz und knapp, wie abwesend. Hatte ich sie schon aus dem Schlaf geweckt?

Wir kamen uns näher. Ich kann nicht sagen, wer von uns beiden die treibende Kraft war. Längst fühlten wir, dass wir nicht nur eine freundschaftliche Beziehung hatten; es war viel mehr. Unsere erste gemeinsame Übernachtung hatten wir dann für den gemeinsamen Urlaub geplant. Oder nicht geplant?

Wie auch immer, wir fanden uns ganz nah im Bett, und alles war anders als sonst. Es war kein Sturm, nicht einmal ein Wind; es war eher ein Spaziergang; und eine Wanderung, eine Entdeckungsreise. Mit viel Ruhe und Zeit. Und was mich besonders anzieht – bis heute – , ist das Lachen. Wir haben Spaß und genießen mit Freude und Humor. Wir sind so vertraut. Nie will ich auf Violet und ihre Nähe, ihre Ernsthaftigkeit und ihre Konsequenz in allen Bereichen verzichten. Und wenn ich mal wieder auf einen Kongress oder eine Tagung fahre, kommt sie entweder mit, oder sie ist auf eine himmlische Weise immer bei mir; ich kann sie hören, fühlen und riechen. Und ich weiß, wie sie denkt. Ich bewundere ihre Klarheit des Denkens; ihre Offenheit, ihren Respekt und auch ihre Fähigkeit, sich im richtigen Moment vertrauensvoll fallen zu lassen. Violet gibt dem Leben völlig neue ungeahnte Farben.

Dass Violet irgendwann mit dem Schnarchen anfing, störte mich nicht im Geringsten. Sie schnarcht nicht, sie schnurrt. Als ich ihr das sagte, erschrak sie aber doch. Es war ihr ein wenig unangenehm, ja peinlich. „Störe ich dich? Fällt es dir schwer zu schlafen?“ Sie war besorgt. „Bin ich zu laut? Stört es dich wirklich nicht?“ „Meine Liebe kann durch diese Kleinigkeit nie berührt werden.“ beruhigte ich sie.

Die Zeit verging. Bald lernte ich, dass sie lauter schnarchte, wenn sie sehr müde war oder wenn wir etwas mehr Alkohol genossen hatten, besonders Rotwein.

Violet begann ihr Schnarchen als eine Aufgabe zu betrachten. Sie ist eine große Analytikerin. Sie bat mich um eine Video-Aufnahme ihres Schlafes, und wir schauten uns den Clip sehr genau an. „Das sieht wirklich nicht sympathisch aus.“ stellte sie fest, und es klang wie eine Frage.

„Ich liebe dich. Und wenn dein persönliches, kleines, entzückendes Schnarchen so sympathisch daher kommt, liebe ich dich nur noch mehr, eben deswegen."

Doch das Schnarchen ließ ihr keine Ruhe. Sie wollte es genau kennenlernen, verstehen, orten, die Ursache und letztlich auch eine Lösung zum Vermeiden, zur Behandlung, zum Beseitigen finden.

Violet las nun alles über das Schnarchen, das in ihre Reichweite kam. Sie ging dabei mit der ihr eigenen, selbstverständlichen stolzen Akribie vor. Für mich sind die anatomischen Strukturen im menschlichen Rachenraum schwer verständlich. Violet konnte sich rasch ein dreidimensionales Bild vorstellen von der Nase, der Mundhöhle, dem Kehlkopf und den dahinter liegenden jeweiligen Abschnitten des Rachenraumes. Sie kannte Lage, Form und Funktion aller beteiligten Organe und deren räumliche Veränderungen in der Entwicklung des Schnarchens.
„Kai, wenn du wüsstest, wie verschieden die Ursachen des Schnarchens sein können! Ich brauche einen Experten, der sich auf diesem Gebiet richtig gut auskennt. Ich will wissen, was bei mir los ist im Schlaf. Ich will die genaue Ursache kennen. – Gib mir noch zwei Wochen, dann finde ich den Experten. Und wenn ich ins Ausland fahren muss, ich werde den Richtigen finden."

Wenn Violet sich etwas in den Kopf gesetzt hat, gibt sie so schnell nicht auf. Sie las, fragte, telefonierte, stellte Fangfragen, überprüfte und hinterfragte.

Dann entschied sie sich für die Praxis von Prof. Jensen. „Er passt!", sagte sie, und ich spürte eine ungeduldige Neugier in ihren Worten. Sie hatte bereits mit ihm persönlich am Telefon gesprochen. „Er passt. Ich will ihn kennenlernen.“

Er hatte sich sehr viel Zeit genommen, ausführlich mit ihr gesprochen, die Videoclips angeschaut, sie untersucht und ein Schlafscreening eingeleitet. Das Screening hatte ein recht leises, häufiges und in jeder Körperlage auftretendes Schnarchen festgestellt. Atemaussetzer waren auch schon vorhanden, jedoch noch nicht gravierende Sauerstoffmangel-Zustände.

Anschließend schlug er eine endoskopische Untersuchung im Schlaf vor. Violet sollte für eine halbe Stunde in ein Operationszentrum kommen, nur zur Diagnostik. Harmlos. Herr Jensen, ein Narkosearzt und eine Operationsschwester seien dabei.

„Stell dir vor: Der Arzt schaut während des Schlafes von innen zu, wie ich schnarche, vor allem: wo ich schnarche. Und er wird gleichzeitig einige zusätzliche Tests vornehmen, die helfen, am Schluss nicht nur die Einzelheiten des Schnarchens und die verantwortlichen Strukturen für seine Entstehung festzustellen; er sammelt auch Daten als Grundlage für die möglichen Behandlungsarten und -wege.“

Eine Woche später rief sie mich an, um mir mitzuteilen, dass er auf einem Gespräch zu dritt bestehe, um alle Ergebnisse vorzustellen und im gemeinsamen Gespräch aus den verschiedenen Möglichkeiten „die individuell am besten passende Therapie“ zu finden und einzuleiten. Ich versprach, die Reise entsprechend abzukürzen, um dabei zu sein.
Und natürlich war ich auch ein wenig gespannt und neugierig, Herrn Jensen kennenzulernen.

Verabredet war ein Termin an einem Mittwoch am Nachmittag in der Praxis. Schon ein wenig ungewöhnlich... mittwochs am Nachmittag?

Als ich ein wenig zu früh vor Violet die Praxis betrat, schaute er mich fragend an. Er konnte mich nicht einordnen. „Haben Sie einen Termin?" fragte er. Ich sagte, dass wir verabredet seien. Er schaute in seinen Kalender und fragte nach meinem Namen. Verwirrung. Fragezeichen. Es entstand eine gewisse Unsicherheit.

„Ich komme wegen Violet. Wir sollten uns zum Gespräch zu dritt hier einfinden."

Sein Gesicht hellte sich auf, und dann lächelte er befreit. „Ich wusste nicht, dass sie eine Frau sind. Kai kann ja auch ein männlicher Vorname sein..."

Er versuchte sich zu entschuldigen. Das ließ ich gar nicht erst zu. Jetzt wurde die Stimmung sehr freundlich. „Kennen Sie das Buch Kai aus der Kiste?" fragte er.

Da betrat Violet die Praxis, nahm mich in den Arm und stellte fest: „Fröhliche Stimmung hier. Redet ihr über mich?"

Es wurde eine lockere Unterhaltung, aber immer wieder informativ und zielgerichtet. Wir wurden uns am Ende einig, dass bei diesen Voraussetzungen die Entscheidung zur Operation die vernünftigste sei.

Und so kam es. Violet hat schließlich keine Atemaussetzer mehr, schnarcht nie oder nur sehr selten, und dann so schnurrend, wie ich es an ihr liebe.

Violet und Kai sind ein ausgesprochen angenehmes Paar. Sie gestalten ihr Leben so auffallend harmonisch und liebevoll, dass auch die Menschen in der Umgebung von diesem Leuchten profitieren. Für den behandelnden Arzt ist zusätzlich erfreulich ihre intellektuelle und stets konstruktive Herangehensweise an Aufgaben, mit denen sie sich konfrontiert sehen. Beide sahen das Thema „Schnarchen“ als eine eher sportliche Herausforderung in ihrer Beziehung, die am besten in klarer sachlicher und fachlicher Übereinstimmung und nach Abwägung aller Argumente des Arztes beinahe spielerisch zu lösen war.

Die operative Behandlung im Bereich des Gaumensegels war hier zweifellos die beste Entscheidung mit dem größten Gewinn bei vergleichsweise geringem Aufwand.

Epilog

Wie es weiter geht.

Schnarchen ist weit verbreitet. Die Ursachen sind verschieden; die Begleitumstände auch. Beim Lesen dieser Geschichten wird zunächst deutlich, dass Männer häufiger und früher schnarchen. Frauen fangen meist später mit dem Schnarchen an, holen dann aber ab dem Alter von etwa sechzig Jahren auf. Auch spielt Übergewicht eine große Rolle. Hier liegt eine große Chance der Selbstbehandlung. Der Einfluss von zu viel Alkohol oder gar von Schlaftabletten ist ebenso klar.

Wir haben eine Vielzahl von Ursachen des Schnarchens und verschiedene Behandlungsoptionen kennengelernt.

Die präzise Diagnostik des Schnarchens ist sehr wichtig. Eine „kategorische Standardtherapie" vergibt die Chance des individuell angepassten Vorgehens.

Fortschritte in der Diagnostik deuten sich bereits heute an durch die Kernspintomographie (MRT) im Schlaf. Und eine Auswertung der akustischen Besonderheiten des Schnarchens lassen sich vermutlich eines Tages für eine Ermittlung der entsprechenden Schnarchgeneratoren nutzen. So ließe sich das Therapieverfahren leichter auswählen und besser planen.

Ein Schlafscreening hat den großen Vorteil, dass das private Schlafzimmer genutzt und die Bewegungsfreiheit des Patienten nicht eingeschränkt wird. Hier sind ebenfalls Fortschritte zu erwarten: Eine berührungslose Registrierung aller wichtigen Parameter auf akustischem und optischem Wege wird wohl bald zur Verfügung stehen.

Wie es weiter gehen könnte.

In der Therapie des Schnarchens wird der weitere Fortschritt nicht lange auf sich warten lassen. So gibt es bereits heute allerlei kleinere Gerätschaften, die das Schnarchen beseitigen sollen. Alles sollte man da besser nicht glauben. Einige „Geräte“ stören einfach nur den Schlaf: Wer weniger tief schläft, schnarcht weniger...

Einige Methoden nutzen die „Knuff-Methode“: Die knuffende Person wird durch ein Gerät ersetzt. Als Knuff dient eine milde Weckvorrichtung, zum Beispiel ein Ton im Ohrstöpsel oder eine Vibration am Finger. Das Schnarchen wird durch ein Mikrofon registriert oder die Körperlage durch einen Sensor irgendwo am Körper; oder über die Sauerstoffsättigung durch einen Sensor am Finger. Diese Methoden funktionieren schon besser. Sie wecken zwar nicht auf, stören aber die Schlaftiefe. Sie stören den Schlaf hoffentlich nur so wenig, dass der Gewinn die Störung überwiegt.

Auch die Schlafmaske gegen die Atemaussetzer wird weiter kleiner und komfortabler werden. Sie registriert im Schlaf die Atemzüge und sorgt durchgehend für eine ungestörte Einatmung. Für die Gesundheit kann diese Methode fast schon eine Garantie sein. Ihr Nachteil liegt auf der Hand: Viele Menschen finden diese Maskenbeatmung im Bett einfach nicht sympathisch, nicht sexy. Oder sie ertragen die Maske nicht. Dann sollten mögliche Alternativen zumindest bedacht werden. Wenn es die nicht gibt, wenn keine Gewichtsreduktion möglich ist, keine Operation durchgeführt werden kann oder anderweitig nicht für eine sichere Inspiration gesorgt werden kann, bleibt bisher nur die Atemmaske. Ich würde mir aber wünschen, dass

Alternativen zur Maskenbeatmung wenigstens diskutiert und konsequent angeboten werden.

Es gibt noch weitere Alternativen zum Offenhalten des Atemweges. Es gibt zum Beispiel einen Schlauch (dünner Tubus, „Stent“), den der Patient sich selbst jeden Abend vor dem Einschlafen durch die Nase schiebt. Dieser Schlauch wirkt wie ein Stent, den wir zum Beispiel von den Herzkranzgefäßen kennen. Damit ist die Atmung durch die Nase schon einmal gewährleistet. Angenehm ist der Schlauch nicht gerade. Man kann sich vielleicht daran gewöhnen, zumal er sehr klein ist, flexibel und – sobald er in der Nase liegt – nicht so sehr stört.

Schiebt man einen längeren Stent einige Zentimeter tiefer durch die Nase in den Rachen, sichert er den Luftstrom auch in dem Fall, dass das Gaumensegel für das Schnarchen verantwortlich ist. (Die Narkoseärzte kennen das Prinzip dieses Schlauches als „Wendl-Tubus“, der wesentlich gröber ist und den sie gelegentlich am Ende einer Narkose verwenden, solange der Patient noch nicht selbständig seine Atemwege sicher freihalten kann.)

Ein solcher Wendl-Tubus würde von keinem Patienten für den natürlichen Schlaf akzeptiert. Einen flexiblen Gaumensegel-Stent hingegen tolerieren einige Menschen doch. Das gilt aber nicht für den Zungengrund.

Problemzone Zungengrund

Das Schnarchen im Bereich des Zungengrundes stellt die medizinische Wissenschaft vor eine noch größere und noch wichtigere Aufgabe.

Nur geringfügige Vergrößerungen des Zungengrundes lassen sich zwar halbwegs mit einer „Radio Frequenz Induzierten Thermo Therapie“ (RFITT) abmildern. Eine Vorschubschiene (Protrusionsschiene) kann in ausgewählten Fällen wirklich auch aussichtsreich sein.

Eine Operation zur Abtragung von Gewebe aus dem deutlich vergrößerten Zungengrund ist mit erheblichen Risiken belastet. Auch die Operationen zur Unterkiefer-Umstellung und zur Implantation eines „Zungenschrittmachers“ sind ausgesprochen aufwändig.

Immerhin weisen diese Methoden in die richtige Richtung. Wenn eine Atemmaske nicht gewünscht oder nicht toleriert wird, muss eine andere Methode zur Sicherstellung der Einatmung durch diese Schlüsselzone her.

Ein Gaumensegel-Stent wirkt zwar, aber gerade nicht gegen das Schnarchen oder gar den Kollaps des Atemweges eine Etage tiefer: hinter dem Zungengrund. Denn dort wird bisher kein Stent toleriert.

Es fehlt also eine bessere Lösung gegen das Schnarchen und gegen die Atemaussetzer, die in dieser Problemzone ihre Ursache haben.

Stand by-Stent?

Ich schlage einen „Bedarfs-Stent“ für den Rachenraum vor, auch und vor allem für den Raum hinter dem Zungengrund: Dieser Stent soll so winzig und fadenförmig sein, dass er – einmal in Position gebracht – nicht stört. Dieser Stent bleibt die ganze Nacht während des normalen Schlafes hindurch außer Funktion und tritt nur bei Bedarf („Stand by“) in Aktion: Nur im Falle einer lauten Vibration oder gar eines Kollapses des Rachenraums im Tiefschlaf spreizt sich dieser Stent auf und drängt den Atemweg frei, sanft, sofort und vorübergehend. Es reichen dort wenige Millimeter Platz. Er wird im Wachen (sowieso), im leichten Schlaf und im Tiefschlaf (erst recht) toleriert. Diese Methode wäre nicht belastend, unauffällig, leise, effektiv und sicher. Und wenn es keine Atemaussetzer mehr gibt, entfallen auch deren Risiken. Ob und wann ein System wie ein „Stand by-Stent“ Wirklichkeit wird? Abwarten...

Schlusswort von Michael Jensen

Die Bedeutung der Einatmung (der Inspiration) während des Schlafs für Erholung und Gesundheit, für die Beziehung und auch für die Liebe sollten die Geschichten in diesem Buch hinreichend gezeigt haben.

Wer nicht weiß, dass er schnarcht oder gar unter Atemaussetzern leidet, lebt in der Falle, hat keine Chance auf Hilfe. Singles, Geschiedene, Witwer und „getrennt Schlafende" sollten sich dieser Gefahr bewusst sein, spätestens nach der Lektüre dieses Buches.

Jeder kann selbst etwas tun, damit das Schnarchen nicht – oder erst sehr spät – die Beziehung belastet. Manchmal braucht man aber dann doch einen Arzt, der sich auskennt. Dann sollte eine individuelle Behandlungsmethode gesucht und gefunden werden, möglichst keine Standard-Therapie. Gesunder Schlaf ist so wichtig. Und für die Wissenschaft lohnt sich die Anstrengung, für weitere Fortschritte gegen die Atemaussetzer im Schlaf zu kämpfen.

Inspiration hilft – beim Schnarchen wie auch in der Forschung.

Inhaltsverzeichnis

FSC
www.fsc.org
MIX
Papier aus verantwortungsvollen Quellen
Paper from responsible sources
FSC® C105338